AF403959

PREMIERS PANSEMENTS

DES

FRACTURES OUVERTES

PAR

R. LARGEAU

Docteur en médecine de la Faculté de Paris,
Ancien interne des hôpitaux,
Membre correspondant de la Société anatomique.

—

PARIS

A. DELAHAYE et E. LECROSNIER, ÉDITEURS

PLACE DE L'ÉCOLE-DE-MÉDECINE

—

1885

PREMIERS PANSEMENTS

DES

FRACTURES OUVERTES

DU MÊME AUTEUR

Du traitement des anévrysmes poplités par la méthode d'Antyllus. In *Arch. de méd.*, mars 1885.

Nouveau procédé de suture dans les fractures transversales de la rotule. In *Thèse* de DIVERNERESSE. Paris, 1884.

PREMIERS PANSEMENTS

DES

FRACTURES OUVERTES

PAR

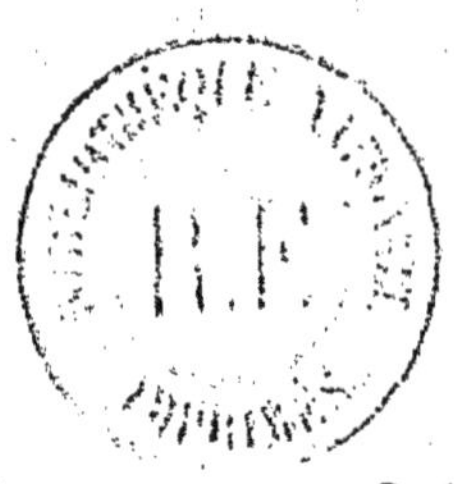

R. LARGEAU
Docteur en médecine de la Faculté de Paris,
Ancien interne des hôpitaux,
Membre correspondant de la Société anatomique.

PARIS
A. DELAHAYE et E. LECROSNIER, ÉDITEURS
PLACE DE L'ÉCOLE-DE-MÉDECINE

1885

AVANT-PROPOS

Qui lira notre thèse, y trouvera surtout des détails techniques sur les pansements des fractures ouvertes. Nous disons ce que nous avons vu pratiquer et pratiqué nous-même, ce que l'expérience de nos maîtres nous a enseigné. Avec MM. Lucas-Championnière et Périer, nous avons pris ce que nous appellerons volontiers la passion de l'antisepsie. Dans des voyages que nous avons fait à Londres et à Vienne, nous avons achevé de nous convaincre dans les cliniques de Lister et de Billroth. On ne s'étonnera donc pas de trouver à chaque pas la marque des idées listériennes.

Nulle part peut-être cette méthode n'a donné d'aussi bons résultats que dans le traitement des fractures ouvertes. C'est ce qui nous a déterminé à en faire le sujet de cette thèse.

Au reste, un très petit nombre de mémoires ont été publiés en France sur ce point, tandis qu'à l'étranger de très nombreux livres ou articles sur les pansements ont paru dans ces dix dernières années. Parmi ces travaux, il en est deux où nous avons surtout puisé. Le premier est un mémoire de Volkmann qui a pour titre : Die behandlung der complicirten fracturen. Le second, une excellente thèse de M. Jeanneret, qui représente les idées de M. Julliard, de Genève, sur la question.

La méthode qu'ils exposent pour le premier pansement

des fractures ouvertes est aussi celle qui nous paraît la meilleure. Elle constitue pour ainsi dire l'idéal du traitement antiseptique, — mais elle n'est guère applicable que dans un hôpital bien organisé où l'on trouve un personnel et un appareil de pansement complets. Aussi commencerons-nous par exposer ce que tout praticien peut et doit faire toujours en présence d'une fracture ouverte.

Nous consacrerons un chapitre à l'antisepsie primitive dans la chirurgie de guerre, — un autre à la description des meilleurs appareils que nous connaissions pour l'immobilisation et la suspension des membres fracturés. Enfin nous préconisons l'usage des solutions de sublimé que nous avons vu employer pendant notre internat chez M. Périer.

C'est à lui que nous devons d'avoir choisi ce sujet. Nous lui gardons une profonde reconnaissance pour ses conseils et pour la bienveillance qu'il nous a constamment témoignée.

Nous remercions aussi notre maître M. J. Lucas-Championnière, M. Nicaise et M. Benjamin Anger, de l'empressement qu'ils ont mis à nous fournir des matériaux pour ce travail ; enfin nos collègues et amis qui nous ont communiqué de précieuses observations.

Que M. le professeur Guyon reçoive ici nos remerciements pour l'honneur qu'il nous fait en acceptant la présidence de notre thèse.

N. B. *Pour les indications bibliographiques, se reporter à chaque nom cité à la table alphabétique des dernières pages.*

PREMIERS PANSEMENTS

DES

FRACTURES OUVERTES

Le premier pansement d'une fracture ouverte ou compliquée a une importance extrême et doit être fait avec les soins les plus minutieux. « De lui, dit Volkmann, dépend le sort du malade et la marche de la blessure. » Il doit satisfaire aux deux grandes indications suivantes :

1° Asepsie de la plaie cutanée et du foyer de la fracture ;

2° Immobilisation des fragments.

N. B. — Nous aurons presque exclusivement en vue les fractures ouvertes de la jambe qui sont les plus communes et les plus graves. Ce que nous en disons pourra du reste s'appliquer aux autres en ce qui concerne les soins antiseptiques.

CHAPITRE PREMIER

Antisepsie primitive dans la pratique civile.

---

a). A l'usage du praticien. — On l'a dit bien souvent :
Il y a des malades plutôt que des maladies. Chaque cas
diffère de celui qui le précède ou le suit et il n'y en a pas
deux identiques, mais pour la commodité de la description
nous prendrons 4 variétés de fractures ouvertes.

1er *cas*. — Supposons à la jambe une fracture ouverte
avec petite plaie — tiers inférieur (coup de bâton, coup
de pied de cheval, etc.).

Le premier médecin appelé devra, aussitôt la lésion
constatée, couper les vêtements, laver avec le plus grand
soin la peau au voisinage de la blessure et la blessure elle-
même avec une solution antiseptique : sublimé (1 p. 1000),
acide phénique (5 p. 100), chlorure de zinc (5 p. 100), alcool
pur ou eau-de-vie commune ; ce n'est pas tout. Avec la
même solution, il fera par la plaie une irrigation du foyer.
L'injection sera poussée doucement au moyen d'une poire
en caoutchouc, d'une seringue en verre. Les lèvres de la
plaie étant rapprochées quelquefois au point de ne pas
laisser entrer de liquide dans le foyer, il sera bon de l'y

faire pénétrer au moyen d'une sonde de gomme rouge bien propre ou d'une sonde d'argent flambée. Jamais on n'emploiera d'eau ordinaire pour le lavage. Il vaudrait mieux ne point faire de lavage du tout.

Étant donné que sans aides, sans instruments suffisants pour une plus complète intervention, il n'y a aucune utilité à explorer le foyer, on s'abstiendra d'y toucher soit avec une sonde cannelée, soit avec le doigt. Dans les cas de ce genre, il n'y a ordinairement pas d'esquilles et du reste la guérison complète est possible avec d   ntes esquilles si le foyer ne suppure pas, comme dans   ie fracture comminutive sous-cutanée.

Le petit suintement sanguin qui se fait par la plaie s'arrête vite par la compression du pansement. Il est très rare qu'on ait affaire à des hémorrhagies inquiétantes.

Le lavage achevé, on exprimera doucement le liquide ou le sang en excès sans toucher à la plaie et l'on procédera au pansement. Si l'on ne peut se procurer rapidement les pièces du pansement listérien, il n'en faut pas moins le faire antiseptique sans elles.

On laissera la plaie le moins de temps possible à nu : elle restera couverte pendant qu'on préparera le pansement de compresses imprégnées de la solution antiseptique, A défaut de gaze phéniquée, d'iodoforme, d'ouate salicylée, on se servira de bandelettes de linge imbibées d'eau-de-vie commune ou d'alcool camphré en couche assez épaisse et formant manchon autour du membre. Il est très important que le pansement soit bien fermé aux extrémités pour éviter toute entrée d'air. Un taffetas gommé serait utile pour fermer encore mieux et empêcher l'évaporation de l'alcool. Il doit envelopper complètement le membre.

On terminera par l'immobilisation. Un appareil de Scultet est peut-être ce qu'il y a de plus facile à faire au premier moment. Plus tard, on pourra le remplacer par un appareil plus commode : la gouttière métallique de M. Benjamin Anger, par exemple, dont nous donnons plus loin la description. En tout cas, il est indispensable d'obtenir assez d'immobilité pour que le malade ne souffre pas.

2º cas. — *Fracture ouverte avec fragment saillant* (chute, etc.). — Réduire après avoir nettoyé comme tout à l'heure peau et fragment. Si le fragment est dénudé de son périoste et très aigu, réséquer toute l'extrémité qui fait hernie. Si la réduction est difficile malgré la résection, débrider la peau au-dessous de l'os jusqu'à ce que celui-ci rentre facilement. Cela fait, laver le foyer comme nous l'avons dit, mettre un ou deux fils sur l'incision faite pour réduire ; un drain au point le plus déclive et panser.

3ª cas. — *Fracture ouverte avec large plaie, déchirure des muscles, esquilles, etc.* (chute de grande hauteur, passage d'une roue de voiture, etc.).— Ici, arrêter les hémorrhagies s'il y en a, laver la plaie, enlever les esquilles libres, seront les indications urgentes. Panser comme dans le 1ᵉʳ cas, en attendant un pansement plus complet.

Nous renvoyons le lecteur pour les détails à ce que nous décrirons tout à l'heure comme applicable dans la pratique hospitalière.

Nous aurions à parler maintenant d'un *quatrième* groupe de faits où l'on a un véritable fracas, un écrasement du membre. Mais la question capitale est de savoir alors s'il faut ou non amputer; elle est souvent très difficile à résoudre; ce serait sortir de notre sujet que de la discuter. Nous dirons seulement que l'amputation étant reconnue nécessaire, la majorité des chirurgiens est d'avis de la faire immédiatement. Plus on attend, plus on a de complications à redouter. La mortalité des amputations secondaires est beaucoup plus considérable que celle des amputations primitives.

b). A L'HOPITAL. — Ce que nous allons exposer s'adresse aux chirurgiens rompus à la pratique de l'antisepsie et habitués à ne négliger aucun détail de son application.

Supposons une fracture récente; le malade entre à l'hôpital. Aussitôt son entrée, s'il n'y a aucune contre-indication tirée de son état général (skvik violent, petitesse du pouls, refroidissement), on le portera à la salle d'opération où les instruments nécessaires seront préparés.

ANESTHÉSIE. — Le malade sera endormi. Les avantages que procure l'anesthésie sont multiples : suppression de la douleur, de la contraction musculaire, ce qui facilite la réduction des fragments, leur immobilisation, et enfin permet de prendre tout le temps nécessaire pour pratiquer une antisepsie complète. Nombre d'auteurs sont contraires à son emploi, parce que, disent-ils, les mouvements de la période d'excitation provoquent des désordres nouveaux dans le foyer de la fracture : mais ces mouvements peuvent être évités en donnant l'anesthésique lentement et à doses progressivement croissantes. Pour plus de sûreté, il est très facile de fixer le membre au moyen d'un drap, dont la partie moyenne s'enroule autour de la cuisse et dont les deux chefs reviennent se nouer sous la table d'opération.

Le choix de l'anesthésique n'est pas indifférent. En France, le chloroforme est presque uniquement employé. En Amérique et en Irlande, on se sert presque exclusivement de l'éther. Dans le cas particulier du traitement des fractures, on peut employer l'un ou l'autre. Nous choisirions de préférence l'éther lorsque le blessé a le pouls faible, se trouve sous l'influence d'un shock traumatique assez vif et a été anémié par une perte sanguine abondante, car l'éther agit alors comme excitant sur le cœur, et au même titre qu'une injection sous-cutanée. Dans toute autre circonstance, nous prendrions le chloroforme auquel on est plus habitué.

AIDES. — HÉMOSTASE. — LAVAGES. — SPRAY

Le chirurgien seul, si cela est possible, doit toucher à la plaie. Un ou deux aides suffisent pour approcher les instruments, éponger ou écarter les lèvres de la blessure ; un troisième dirigera dans la plaie pendant les manipulations un courant d'eau de sublimé à 1 p. 1000.

Le tube en caoutchouc de l'appareil d'Esmarck, mieux encore la bande élastique si commode de M. Nicaise ou celle de Houzé de l'Aulnoit, seront appliqués à la partie supérieure de la cuisse, si l'on craint une perte de sang un peu abondante. La bande de l'appareil d'Esmarck ne devra pas être employée, car, par la pression qu'elle exerce, elle pourrait favoriser l'absorption de la graisse et l'embolie graisseuse. Grâce à ces précautions, l'opérateur agira presque à sec, et verra mieux l'état des parties molles et de la plaie osseuse. On doit s'attendre à voir la moelle et la surface de l'os donner un peu de sang, mais jamais l'hémorrhagie n'est assez abondante pour gêner le chirurgien.

Comme dans toute opération faite d'une façon antiseptique, la peau de la jambe aura été lavée au savon et brossée même de manière à enlever toutes les matières grasses qui peuvent la souiller, puis arrosée d'une solution de sublimé au 1000°. Le champ opératoire et ses environs seront seuls laissés à nu ; les parties voisines seront recouvertes de compresses imbibées de la solution antiseptique. Il est bien entendu que les mains du chirurgien et de ses aides seront absolument propres. Les instruments seront plongés dans la solution phéniquée à 5. p. 100 (1) ou flambés à la lampe à alcool. Fils à ligatures, crins de Florence, tubes à drainage plongeront dans la même solution ou dans la solution au sublimé.

Le spray n'est pas indispensable. Si on a l'appareil, on s'en servira ; mais on peut y suppléer en maintenant pendant toutes les manœuvres un courant continu d'eau de sublimé dans le foyer de la fracture. Il pénètre dans ses anfractuosités, entraîne les fragments d'os, les corps étrangers très petits qui échappent au doigt, les caillots, les germes venus du dehors.

(1) Le sublimé attaque les instruments.

DÉBRIDEMENTS OU INCISIONS.

Les débridements sont faits :

1° *Pour libérer un fragment qui a transfixé la peau et empêché la réduction ;*

2° *Pour pouvoir explorer avec le doigt les parties molles et les os ;*

3° *Pour traiter le foyer et la plaie osseuse.*

A. Lorsqu'un fragment traverse la peau, on peut être obligé de débrider pour pouvoir réduire. La pratique n'est pas nouvelle. Voici ce qu'en disait Paré pour sa propre fracture : « Sur tout je priay maistre Richard Hubert ne m'espargner non plus que si j'eusse esté le plus estrange du monde à son endroit, et qu'en réduisant la fracture il mist en oubli l'amitié qu'il me portait. Davantage l'admonestay (ores qu'il sceust bien son art) de tirer fort le pied en figure droite, et que, si la plaie n'était suffisante, qu'il la creust avec un rasoir, pour mettre plus aisément les os en leur position naturelle, et qu'il recherchast plus diligemment la plaie avec les doigts plutost qu'avec autre instrument (car le sentiment du tact est plus certain que nul autre instrument), pour oster les fragments et pièces des os qui pouvaient être du tout séparées ; mesme qu'il exprimast et feist sortir le sang qui estait en grande abondance aux environs de la plaie..., etc. » C'est au-dessous du fragment hernié qu'on doit généralement faire porter l'incision. Du reste, on ne craindra pas de la faire étendue, parce qu'elle servira non seulement à la réduction de la fracture, mais surtout à l'exploration et à la désinfection ultérieures.

B. S'il existe une petite plaie de 1 centimètre, 1 cent. 1/2, et que l'on hésite au sujet de la communication de l'air avec le foyer, on pourra, avec une sonde cannelée flambée, s'assurer de la pénétration ou de la non-pénétration. Si la sonde ne fournit aucun renseignement, il y a avantage à agrandir la plaie et à aller avec le doigt explorer les parties sous-jacentes à la peau, aponévrose, muscles, pour savoir s'ils n'ont pas été perforés de dedans en dehors par la pointe d'un des fragments ou rompus par la violence extérieure. Si aucune communication n'existe entre le foyer et la plaie cutanée, il faut traiter celle-ci comme une plaie ordinaire, c'est-à-dire suturer, après avoir soigneusement lavé à la solution de sublimé ou de chlorure de zinc (5 p. 100) les surfaces saignantes et fait pénétrer la solution dans tous les trajets où la peau est décollée. Si ces décollements sont considérables et qu'il y ait un épanchement traumatique de sérosité, il faudra faire au point le plus déclive une contre-ouverture, évacuer la sérosité, laver et mettre un drain. Tout se recollera rapidement. Quant aux lèvres de la plaie suturée, elles ne se réuniront primitivement qu'à la condition de n'être point déchirées et contuses. Si elles l'étaient, ce qui arrive souvent, on exciserait aux ciseaux ou au bistouri les bords, de manière à affronter deux surfaces bien saines, qui ne tarderont pas à s'unir. A vrai dire, ce sont là des fractures compliquées de plaies, mais non ouvertes. C'est encore une raison pour

que nous préférions le terme « fracture ouverte » à celui de
« fracture compliquée ».

La communication étant certaine, quelle que soit l'étendue de la plaie, un débridement est nécessaire pour l'exploration et le traitement du foyer. Ce débridement n'a pas besoin d'être très large. Il suffit que l'index y pénètre et qu'un courant de liquide antiseptique entre et sorte avec facilité. Du reste, si l'on doit enlever des esquilles un peu volumineuses, réséquer une étendue plus ou moins considérable de fragments dénudés, il pourra être nécessaire de l'augmenter, ce que l'on fera de manière à éviter tout organe important de la région et à fournir pour tout à l'heure une bonne place au drain.

Ces opérations préliminaires ayant conduit au lieu même de la fracture, il faut se rendre compte des lésions existantes.

Le foyer peut être très petit ou très grand : cela dépend de la violence de la cause fracturante. Il est toujours rempli de sang plus ou moins foncé, car, malgré la bande élastique appliquée au commencement de l'opération, il y a à la surface des os et de la moelle un suintement assez abondant d'un sang noir où brillent de petites gouttelettes graisseuses. C'est donc le doigt plutôt que l'œil qui renseignera. Il permettra de sentir la direction du trait de fracture, les esquilles libres ou mobiles, les corps étrangers de toute nature : balles, fragments de vêtements, morceaux de bois, sable, terre, etc. Il renseignera sur l'état du périoste : tantôt on sent les deux extrémités osseuses dénudées sur tout leur pourtour; tantôt une simple languette a été déchirée, comme un lambeau d'écorce à une branche

d'arbre, languette qui, restant adhérente aux parties molles, pourra revenir au contact de l'os lorsque les fragments
auront repris leur place. On pourra sentir avec le doigt
les muscles rompus et les tendons déchirés, et on agira
plus tard en conséquence. Cette exploration est sans danger, à condition que le doigt soit parfaitement propre. On
la redoutait beaucoup autrefois, parce que, faite avec des
instruments ou des doigts sales, elle était une *véritable
inoculation septique.*

Les renseignements donnés par la vue ne doivent pas
cependant être négligés. Elle fera connaître mieux encore
l'état des muscles, des tendons, des nerfs, des artères et
des veines. Cependant il est bien rarement utile, comme le
conseille Volkmann, de courber le membre de manière à
faire saillir les os fracturés, pour voir l'état des fragments.
On s'expose à augmenter les désordres existants. Tout ce
temps de l'opération devra se faire sous le courant de
liquide antiseptique et demandera quelques minutes.

C. Il faudra plus longtemps pour remédier aux désordres
constatés.

Muscles. — Si une portion de muscle est fortement contuse et déchirée, réduite même à l'état de pulpe noirâtre
destinée à se sphacéler, on l'excisera aux ciseaux. On pourrait quelquefois suturer les surfaces musculaires si leur section a été nette et si elles ne sont coupées qu'en partie. Mais
si cette section est complète, on ne tentera pas de rappro-
cher les deux bouts : la suture romprait au moindre effort.
Bien que les greffes musculaires aient donné des succès

Largeau. 2

entre les mains de Helferich, elles prendraient trop de temps pour être tentées habituellement.

Corps étrangers. — Les corps étrangers seront enlevés avec le plus grand soin : dans une observation de Volkmann, un petit caillou était resté dans le foyer, malgré une exploration minutieuse et avait été cause d'un retard de consolidation.

Esquilles. — Toutes les esquilles libres doivent être enlevées, à moins qu'elles ne soient très considérables et n'entraînent, par leur ablation, une large perte de substance osseuse. Dans ces cas, du reste, si le périoste est demeuré fixé à l'os, le fragment pourra vivre et permettra d'éviter un raccourcissement de la jambe. Celles qui adhéreront par un pont périostique assez large, seront laissées aussi. Si cette ablation d'esquilles n'est pas complète, on pourra être obligé de la compléter ultérieurement. Des abcès se produisent pour l'élimination des séquestres, amenant avec eux de la fièvre et quelquefois des complications graves. Dans la plupart des observations où il y a retard de consolidation, des esquilles à éliminer en sont causes. L'opération secondaire faite pour les enlever est beaucoup plus grave que l'intervention du début, parce qu'on agit sur des tissus malades depuis longtemps et qu'on favorise l'absorption des matières septiques de la plaie par la déchirure des bourgeons charnus. — A. Paré resta quatre mois malade de sa fracture : « Mais à cause de la plaie et esquilles séparées et autres accidents qui estaient à ma jambe, je fus trois mois et plus devant que le calus fut fait. Encore fus-je un autre mois avant que je pusse bien appuyer le pied en terre sans potence, ce que je commençai avec douleur, à raison que le calus tenait la place des muscles. »

Tendons. Nerfs. Vaisseaux. — On suturera les tendons s'il y en a de rompus. On fera de même pour les gros nerfs. Les vaisseaux seront liés au catgut à la fin du pansement, au moment où la bande élastique sera déserrée, si l'on n'a pas pu les voir et les lier avant.

Os. — Si l'extrémité des fragments pointus gêne la réduction et empêche la coaptation des surfaces osseuses malgré l'extension, on la réséquera, soit à la pince à os, soit à la scie à chaîne si elle est trop volumineuse. Un des fragments est-il circulairement dénudé de son périoste, on retranchera la portion dénudée de la même façon. Quant à la suture osseuse, elle semble assez rarement indiquée. Lorsqu'on a fait la résection d'un des fragments et réduit comme nous l'indiquerons, il est bien rare qu'un chevauchement persiste ou se reproduise.

Lorsque les opérations utiles sur les os et les parties molles sont achevées, on fait un dernier lavage, en s'efforçant de bien faire pénétrer la solution antiseptique dans tous les diverticules du foyer. On le débarrassera des caillots et on exprimera la plus grande partie du sang qu'il contient. Il s'agira alors de faire des sutures et de placer les drains.

Sutures. — La suture des plaies des fractures ouvertes

était repoussée par presque tous les auteurs qui ne faisaient pas d'antisepsie. Chassaignac en était un adversaire résolu. En effet, attendant la suppuration, ils craignaient par dessus tout la rétention du pus et la tension de la peau, cause d'inflammation. Pour nous, dans toute plaie, l'indication est de laisser le moins de surfaces saignantes possible exposées aux influences extérieures ; la peau est certes le meilleur des pansements ; aussi partout où l'on peut s'en servir pour mettre une plaie à l'abri de l'air, doit-on le faire. Il faut, bien entendu, que les lèvres de la plaie soient bien vivantes, comme nous l'avons déjà dit, car dès le lendemain de la suture on en verrait les bords se sphacéler et se désunir — qu'elle ait été bien désinfectée — qu'un bon drainage soit assuré. On suturera donc surtout les incisions faites dans un but d'exploration ou de lavage, les contre-ouvertures trop larges. La plaie du drain sera laissée libre.

Drainage. — Ceci est une des questions les plus importantes de la méthode. Certes, il ne serait pas impossible, si l'on était absolument sûr de son antisepsie, de réunir complètement les plaies sans drain et de voir la fracture marcher comme une fracture fermée. Cela a été fait avec succès. Ne voit-on pas les ovariotomistes refermer le ventre après l'ablation d'un kyste ? Mais ce sont eux qui ont fait la plaie ; ils ne laissent pas de surfaces saignantes très larges dans l'abdomen. Dans une fracture, rien de semblable ; les désordres sont considérables, l'exsudation de liquides abondante ; on n'est jamais absolument certain de n'avoir point laissé dans le foyer quelque germe infectieux au fond d'un recessus profond, d'une fissure osseuse. Aussi est-ce s'exposer, s'il survenait de la suppuration, à des décollements étendus, à des accidents graves de rétention, tandis que le drain permet de savoir ce qui se passe dans la profondeur par la nature des liquides qu'il amène au dehors et d'agir rapidement et énergiquement s'il y a un début de septicémie.

On devra donc toujours drainer. Le choix du drain dépend du mode de pansement que l'on emploie. Si l'on faisait, comme Neuber, des pansements rares restant jusqu'à la cicatrisation complète des plaies, on aurait des drains d'os décalcifié résorbables. Les drains en verre sont commodes parce qu'ils sont toujours propres et ne s'altèrent pas, mais ils sont fragiles et, employés au voisinage des os, ils pourraient se briser. Nous avons vu employer par M. Lucas-Championnière, lorsque nous étions son interne, des drains en caoutchouc durci commodes et drainant bien sans s'aplatir. (Bullet. de Soc. de chir., 1er août 1883.) Les drains ordinaires en caoutchouc rouge ou ceux que l'on fait soi-même en coupant une sonde de gomme, sont ceux auxquels nous donnerions la préférence. Ils sont souples, faciles à tailler selon le besoin, ne contusionnent point les tissus et sont faciles à maintenir propres.

On plongera donc un tube d'assez fort calibre perpendiculairement à l'os, aux deux extrémités de la plaie suturée ou en son milieu, suivant les cas. Les tubes ne doivent jamais arriver assez profondément pour s'interposer entre les fragments : il suffit qu'ils permettent l'évacuation du foyer de la fracture. Ils seront coupés au ras de la peau et maintenus dans leur situation, soit par un fil attaché à leur paroi, soit par une épingle traversant leur extrémité libre. Sans cette précaution, ils s'enfonceraient dans le foyer et la plaie pourrait se refermer sur eux.

Le siège, le nombre, le volume des drains, varient avec chaque cas. On doit choisir l'endroit le plus déclive autant que possible. A la jambe, la plaie siégeant presque toujours en avant, on est ordinairement obligé de mettre le drain en avant. Il sera suffisant si le foyer ne suppure pas. Mais s'il survient de la suppuration, l'écoulement se fera mal. Il serait préférable, dès le début, dans quelques cas, de suturer complètement la plaie antérieure sans drain et de faire, soit à la partie externe, soit à la partie postérieure de la jambe, une contre-ouverture juste assez grande pour recevoir un drain et dans un point bien déclive. On pourrait par surcroît avoir un petit drain en avant et faire des lavages à travers le foyer d'avant en arrière.

Outre les drains plongeant dans le foyer, il est utile d'en mettre de plus petits à la partie déclive des décollements cutanés : on obtient ainsi le recollement de lambeaux cutanés considérables. Ils seraient du reste des portes de sortie toutes préparées pour le pus, au cas où il se montrerait.

Si une articulation communique avec le foyer de fracture, il faut la laver comme le foyer et la drainer comme lui. On la verra souvent ultérieurement reprendre complètement ses fonctions.

Pansement. — Les drains étant placés, les sutures utiles mises, on comprimera assez fortement avec les mains le foyer pour en faire sortir le liquide de lavage ou le sang

en excès. Il ne faudrait pas que le foyer fût évacué complètement et vide de sang : il vaut mieux qu'un caillot se
forme et comble les vides entre les tissus. Volkmann conseille même dans le cas où le foyer est trop sec de gratter
avec le tranchant du bistouri la peau saignante pour le remplir de sang. Les bourgeons charnus fouilleront peu à peu
le caillot et la guérison se fera sous celui ci.

On lavera ensuite complètement et avec beaucoup de
soin les alentours de la plaie tout autour du membre et
l'on procédera au pansement. Un aide fera de l'extension
et maintiendra le membre dans la rectitude pendant qu'on
en appliquera les différentes pièces.

Le mode de pansement peut varier quant à la substance
antiseptique employée. Tout le monde connaît le pansement listérien typique : protective, gaze phéniquée humide en bandelette un peu épaisse ; par dessus, gaze sèche
froissée, dépassant partout la bandelette humide, mackintosh, bande de toile fine assez large pour maintenir et exercer une légère compression ; bande élastique aux extrémités pour bien fermer. C'est le pansement qu'emploie le professeur de King's College, pour ses fractures ouvertes.
Toutefois, il a remplacé dans ces derniers temps la gaze
phéniquée d'abord par de la gaze à l'eucalyptus, puis par
de la gaze séro-sublimée contenant 1/2 pour 100 de sublimé.
Du reste, la méthode est toujours la même : ce n'est que
la nature de la substance antiseptique qui varie.

D'autre part, l'iodoforme soit sous forme de poudre faisant croûte au-dessus de la plaie (iodoform-schorf behandlung), soit sous forme de gaze iodoformée, compte de nombreux partisans en Allemagne et en France. On tend

cependant à abandonner l'iodoforme, qui n'est pas sans danger s'il est employé au delà d'une certaine quantité. Des accidents d'intoxication ont été signalés. Mais il n'est pas dangereux sur des plaies peu étendues ou suturées, et Krœnlein, qui l'emploie habituellement, n'a jamais eu d'accidents sérieux.

Le sublimé, comme antiseptique, est préférable, à notre avis, à l'acide phénique et à l'iodoforme. Incorporé à la jute, au coton de bois (bois de sapin râpé), à l'étoupe, il constitue un matériel de pansement très antiseptique et très bon marché. Le coton de bois est humecté avec 5 à 10 p. 100 de glycérine et 0,50 p. 100 de sublimé corrosif. On en fait des coussins à l'aide d'un feutrage spécial. Son pouvoir absorbant, sa légèreté, son état spongieux, son élasticité, qui permet la compression, son bon marché enfin, en font une préparation précieuse. Le kilogramme de coton de bois, tout préparé au sublimé, revient à 64 pfennig, c'est-à-dire à environ 50 centimes. On pratique le pansement de la façon suivante : sur la plaie, on étend une couche très mince de coton de verre trempé dans une solution de sublimé ; par-dessus, un petit coussin de coton de bois recouvrant la blessure, puis un gros coussin s'amincissant sur ses bords. Une bande de mousseline, fortement serrée, fixe le tout. Les résultats qu'a donnés ce pansement entre les mains de Walcher sont excellents. (Chauvel, art. Pansement du *Dict. encycl.*)

En France, en dehors des services d'accouchement, on emploie peu le sublimé. En chirurgie, nous ne connaissons guère à Paris que notre maître, M. Périer, qui l'emploie. Nous avons pu juger chez lui de ses avantages. Sa puissance antiseptique est reconnue de beaucoup supérieure à celle de l'acide phénique : il est fixe, ne s'évaporant pas, comme ce dernier, de ses solutions ; n'a pas d'odeur, attaque à peine les mains, et, enfin, est très bon marché. En solution au 1,000° chez l'adulte ou 2,000° chez l'enfant, il n'a jamais été toxique, au moins pour les plaies ordinaires et pour les fractures compliquées en particulier.

Voici comment nous nous en servirions : Un morceau de protective sera appliqué sur la plaie ou la ligne de suture, de manière à ce que rien ne vienne y adhérer ou l'irriter. Par-dessus le protective, on place une plaque assez épaisse de coton absorbant qui aura préalablement trempé un certain temps (une ou deux heures au moins) dans la solution de subimlé à 1 p. 1000, et qu'on aura bien exprimé avant de l'appliquer, de manière à ce qu'il soit très absorbant. Cette sorte de gâteau humide dépassera le protective de plusieurs travers de doigt. Il sera de l'épaisseur d'un demi-doigt environ, de manière à permettre aux liquides de filtrer au travers et de pénétrer dans la couche sus-jacente. Cette couche sera formée d'une substance fortement absorbante, élastique et compressible ; soit de la gaze au sublimé, soit de la ouate, de la charpie, de l'étoupe, du coton de bois préparés au sublimé et employés secs. M. Julliard se sert d'éponges préparées au sublimé, directement appliquées sur le protective. Elles ont l'avantage d'absorber très énergiquement et d'exercer, par leur élasticité, une certaine compression.

Cette couche absorbante placée, on la recouvrira d'un mackintosh ou d'une feuille de gutta-percha, au besoin d'un taffetas gommé bien propre, de manière à empêcher une évaporation trop rapide des liquides et l'accès de l'air.

Aux extrémités de l'imperméable, une couche d'ouate servira à filtrer l'air qui pourrait passer par là.

Une bande de tarlatane large fixera le tout et exercera une compression circulaire, assez énergique, du membre. On pourra, à l'exemple de Lister, mettre une bande élastique aux extrémités du pansement à défaut d'ouate.

Le pansement achevé, le membre étant toujours maintenu dans l'extension, les fragments bien réduits, il s'agira de les immobiliser le mieux possible. Nous décrirons plus loin les appareils les plus commodes à employer dans ce but. Avant d'aborder ce chapitre, nous voulons examiner comment on peut appliquer cette antisepsie primitive dans la chirurgie de guerre où les fractures ouvertes sont si communes.

CHAPITRE II.

Antisepsie primitive dans la chirurgie de guerre.

« Il ne nous semble pas, dit M. Chauvel (l. c.), qu'on doive hésiter, quelque difficulté que présente leur emploi, à faire profiter les blessés des avantages considérables des méthodes antiseptiques. Sans méconnaître ces obstacles et sans en faire fi, il ne faut pas les grossir à plaisir et rejeter le mieux, sous prétexte qu'on ne peut atteindre le parfait ».

Il ne peut y avoir aucun doute à cet égard, il faut faire de l'antisepsie aussi rigoureuse que possible en temps de guerre, car l'immense majorité des blessés qui sont morts dans les guerres passées ont succombé à des accidents septiques. Mais où et quand sur le champ de bataille faut-il faire de l'antisepsie ?

L'organisation du service de santé en campagne comprend trois échelons de secours (Am. Chassagne) :

Le premier échelon est subdivisé en *postes de secours et ambulances*. Le transport entre la ligne de feu et le poste de secours se fait par les brancardiers régimentaires ; entre le poste de secours et l'ambulance, par les brancardiers d'ambulance. Au poste de secours affluent les blessés qui sont atteints sur la ligne de feu. Le poste de secours est à 1.300 mètres environ de la ligne de feu. L'ambulance, en rapport ordinairement avec quatre postes de secours, se trouve à 3 kilomètres de ces derniers.

Le deuxième échelon comprend les hôpitaux mobiles, les hôpitaux sédentaires et les dépôts de convalescents.

Le troisième échelon comprend les ambulances d'évacuation, les trains d'évacuation, les ambulances provisoires de gare.

Prenons un blessé atteint de fracture ouverte et suivons-le à ces divers échelons. Que va-t-on lui faire à chacun ?

Les médecins militaires sont divisés à ce sujet. Les uns veulent que l'on s'attache surtout à rendre rapide le transport par les brancardiers régimentaires de la ligne de feu au poste de secours et à l'ambulance. Ils disent, à l'appui de leur opinion, que, si l'on prend le temps de faire, sur la ligne de feu, un pansement, si simple soit-il, on expose le blessé à une nouvelle atteinte; que le poste de secours est assez rapproché pour que le transport ne demande pas plus de vingt-cinq à trente minutes; qu'au poste de secours on est mieux outillé pour faire un pansement et que l'antisepsie primitive doit y être faite. On y laverait la plaie ou l'obturerait au moyen d'une matière antiseptique, on immobiliserait suffisamment le membre pour pouvoir transporter le malade à l'ambulance ou même au deuxième échelon (hôpitaux mobiles), où une antisepsie et une immobilisation complètes seraient pratiquées.

Les autres, et cette deuxième opinion a rallié le plus grand nombre, sont d'avis de faire de l'antisepsie aussitôt que le soldat tombe. Il faut qu'il soit son propre panseur (*his own antiseptic dresser*) (Crookshank) ; s'il est trop faible, un camarade, un brancardier lui viendraient en aide. En effet, comme le dit Crookshank (*Lancet*, 1884, p. 422) : « Dans les guerres à venir, les blessés ne seront pas, si nous avons des répétitions de Plewna et de Sedan, comptés par centaines, mais par milliers. Dans ce cas, si actif que puisse être le corps médical, il y aura toujours assez à faire pour les chirurgiens de la première ligne de panser les cas les plus graves, et si les chirurgiens tombent comme les combattants eux-mêmes, ou que les régiments soient séparés des ambulances de campagne, ou qu'un engagement ait lieu sur une telle étendue de pays que des blessés soient laissés dans les fourrés ou les bois, alors le soldat atteint ayant le moyen d'appliquer lui-même, ou avec l'aide d'un camarade, un pansement antiseptique, cela ne pourra que tendre à améliorer la condition de cet homme, si digne de pitié, qui tombe en défendant les intérêts de sa patrie ».

C'est là l'opinion de Nussbaum, d'Esmarck, de Port, de MM. Dziewonski et Fix, etc. Nous donnons ici les conclusions auxquelles arrivent ces derniers auteurs :

1° Le pansement, pour être antiseptique, doit être appliqué immédiatement ;

2° Il ne peut être fait que si chaque homme est pourvu d'un paquet de pansement antiseptique qui sera appliqué par lui, les brancardiers ou les médecins du régiment ;

3° A la place de secours, le pansement sera vérifié et complété selon les cas ;

4° A l'ambulance (feld-lazareth, field-hospital), la richesse plus grande du matériel permet d'employer des pansements plus complets et plus variés, secs ou humides, selon les cas;

5° Les résultats seront d'autant meilleurs que le premier pansement antiseptique aura été appliqué plus tôt.

Le soldat portera donc avec lui un paquet de pansement. Les opinions varient sur le contenu du paquet, la nature des substances antiseptiques à employer et la place à lui donner.

Le paquet d'Esmarck est ainsi composé :

1° Un linge triangulaire de coton non blanchi et bon marché, dont la base aurait en moyenne 1^m,30 et une épingle de sûreté;

2° Une forte bande de gaze de 2 mètres de longueur sur 11 centimètres de largeur, avec une deuxième épingle de sûreté;

3° Deux petits paquets de jute salicylique antiseptique, renfermés dans de la gaze salicylée. Cette jute peut être remplacée par de la ouate salicylée, par la ouate au chlorure de zinc de Bardeleben ou la ouate boriquée de Kuster. Le tout est enveloppé dans un fort papier parchemin et forme un parallélogramme de 12 centimètres de long sur 9 centimètres de large et 2 centimètres d'épaisseur.

Le triangle de linge employé alourdit le paquet; d'autre part, dans la dernière guerre d'Egypte, les soldats anglais qui étaient munis du paquet d'Esmarck se servaient du linge en guise de mouchoir ou pour s'envelopper les pieds.

MM. Dziewonski et Fix proposent le paquet suivant: 1° Un rouleau d'amadou salicylé de 5 grammes enfermé dans un papier parcheminé ou goudronné; 2° une bande de 2 m. 50 et deux épingles anglaises. Le tout enfermé dans un papier parcheminé et trempé dans une solution alcoolique de bitume.

Le sublimé nous paraît supérieur à tous les autres antiseptiques et le paquet suivant nous semble très pratique: 1° ouate au sublimé comprimée en 2 petits paquets; 2° bande de tarlatane de 3 à 4 mètres de long, fendue à son extrémité pour pouvoir en nouer les deux chefs autour du membre. Le tout serait enveloppé dans une feuille de gutta-percha ou de papier parchemin, enveloppe qui pourrait elle-même servir au pansement en l'appliquant par dessus la ouate.

Ce paquet, très léger et pouvant être réduit à un très petit volume, serait placé dans le fond de la cartouchière. Celle-ci serait un peu allongée de manière que son fond formât une petite boîte s'ouvrant par dessus comme une tabatière. Le paquet serait ainsi à l'abri, nullement gênant et facile à prendre.

Nous ne parlons pas des poudres diverses d'acide benzoïque, salicylique, d'iodoforme qui composent différentes cartouches de pansement. Comment un blessé, dont la main tremble, un brancardier pressé saupoudreraient-ils avec soin une plaie étroite? Il y faudrait en tout cas beaucoup plus de temps que pour appliquer un tampon antiseptique tout prêt.

En résumé : application du tampon antiseptique immédiatement après la production de la fracture, transport du blessé au poste de secours, immobilisation rapide à ce poste, transport à l'ambulance, à l'ambulance, si la fracture est grave, traitement complet avec débridements, lavages, drainages comme nous l'avons exposé ci-dessus, sinon on différera ce pansement jusqu'à l'arrivée à l'hôpital mobile.

C'est à peu près cette méthode qu'à employée Reyher dans la guerre de Roumanie, et voici les résultats qu'il a obtenus :

1° Coups de feu pénétrants des grandes articulations:

	Morts.	Pour 100.
Traitement antiseptique primitif............	46	6	13,0
— — secondaire (dont 29 décès par septicémie ou pyohémie)..	78	48	61,5
Conservation sans antisepsie..............	62	48	77,4

2° Coups de feu du genou, conservation:

	Morts.	Pour 100.
Antisepsie primitive.....................	18	3	16,6
— secondaire.....................	40	34	85,5
Pas d'antisepsie	23	22	98,2

Ajoutons que chez les 15 blessés guéris par l'antisepsie primitive, l'articulation avait conservé ses mouvements.

3° Fractures par coups de feu, conservation:

	Morts.	Pour 100.
Antisepsie primitive.....................	22	4	18,1
Sans antisepsie.....................	65	23	35,3

Même succès dans les résections primaires antiseptiques par coups de feu articulaires :

		Morts.
Epaule................	5	»
Coude................	9	1
Poignet................	2	»
Cou-de-pied............	2	1
	18	2

Soit 2 morts sur 18 grandes résections. Les amputations primaires donnèrent au contraire de mauvais résultats, 5 morts sur 10 opérés.

Si nous recherchons la proportion des décès par infections septiques, nous la voyons bien moins considérable dans l'antisepsie primitive.

4° Septicémie de coups de feu avec fracture des os, des articulations et dans les amputations :

		Morts.	Pour 100.
Antisepsie primitive......................	81	5	6,1
— secondaire	143	46	32,1

On voit quelle importance il y a à appliquer le pansement antiseptique avant la contamination des plaies.

Lühe donne le tableau suivant comme résumant la pratique de Bergmann et de Reyher :

Mortalité donnée par le pansement antiseptique.

	COUPS DE FEU DES PARTIES MOLLES. Pour 100.	FRACTURES PAR COUPS DE FEU. Pour 100.	COUPS DE FEU ART. AVEC RÉSECT. ET AMPUTATIONS. Pour 100.
Antisepsie primitive........	7,6	18,1	13,0
— secondaire.....	21,4	35,3	61,5

De tels résultats plaident en faveur de l'antisepsie et surtout de l'antisepsie immédiate. Appliquée à la pratique civile, elle est presque constamment suivie de succès (Kraske).

Dans un second tableau, Lühe (Primäre Antis. im krieges

Largeau.   3

etc., in Deutsche milit. arzth. Zeitschrift, Berlin, 1870, VIII,
p. 55), montre que la mortalité est encore beaucoup plus
faible quand l'occlusion primitive est appliquée. Dans ces
conditions, elle est nulle pour les coups de feu des parties
molles, de 12,5 0/0 pour les fractures et seulement de 5,5 0/0
pour les coups de feu des articulations.

Placé de façon à recevoir rapidement les blessés, Reyher
se bornait à nettoyer les plaies étroites faites par les petits projectiles et sans sondage ni autre examen, à les fermer antiseptiquement et à les immobiliser si les os étaient
brisés. Dans les cas où il y avait de larges ouvertures, où
l'air avait pénétré dans le foyer, il employait le traitement
de Volkmann : incision, lavage, drainage, etc.

Dans les blessures ainsi traitées, quand, l'état septique
persistant, la suppuration se produisit, la mortalité resta
très faible et il y eut très peu de pyoémies et de phlegmons
septiques. La même conduite fut suivie par Bergmann et
donna les mêmes résultats avantageux, surtout par l'occlusion primitive. (Chauvel.)

Comparons ces chiffres à ceux que donnent les statistiques avant l'emploi des méthodes antiseptiques.

Statistique de Billroth :

	Morts.	Pour 100.
Sur 2426 fractures par armes à feu de bras…	609	25,0
— 2021 — — — de cuisse..	1229	60,8
— 1699 — — — de jambe..	401	23,6

Statistiques de Volkmann. (Lazaret de Trautenau pendant la guerre austro-prussienne de 1866.)

	Morts.
Sur 109 fractures ouv. de cuisse..............	51
— 104 — — de jambe..............	25

Ce qui donne une moyenne de 35,6 0/0.

Nous verrons plus loin que dans la pratique civile les résultats ne sont pas meilleurs. On arrive à une moyenne de 38 0/0 de morts avant l'antisepsie. On est loin du chiffre de Reyher, 6 0/0 dans la série où l'antisepsie primitive à été faite.

CHAPITRE III.

Immobilisation.

Dans la pratique civile comme dans la chirurgie d'armée, il faut, aussitôt que le pansement antiseptique de la fracture est achevé, immobiliser les fragments le mieux possible. Si l'immobilité est parfaite, le malade ne souffre pas et la réunion des parties molles profondes et de la peau se fait beaucoup plus vîte. On ne s'inquiéterait pas trop d'une déviation, d'une saillie légère d'un des fragments ; cette déformation pourra être corrigée lorsque sera passée cette première période où la préoccupation capitale du chirurgien doit être d'obtenir une marche aseptique dans la réparation des lésions.

De tous les appareils employés pour la contention des fractures ouvertes de la jambe, nous n'en connaissons pas de meilleurs que les deux suivants : 1° l'appareil plâtré ; 2° la gouttière métallique de M. Benjamin Anger.

APPAREILS PLATRÉS. — Les appareils plâtrés peuvent se diviser en trois variétés :

1° *Appareils plâtrés circulaires ;*

2° Appareils à attelles plâtrées ou en gouttières moulées ;
3° Appareils en plâtre coulé.

Les appareils circulaires fendus ou fenêtrés peuvent rendre des services, mais ils ont le grand inconvénient de ne pas laisser à découvert une assez grande étendue des membres, ce qui empêche la surveillance du pansement. Par la constriction qu'ils exercent, ils peuvent amener des eschares; ils ne permettent pas à l'œdème de se produire s'il survient dans les jours qui suivent l'accident. C'est un appareil qui peut être utile à la fin de la réparation, lorsque aucun gonflement n'est à craindre, mais à rejeter absolument au début.

Les appareils à attelles ou en gouttière sont des plus commodes. Après le pansement de la fracture autour du manchon qu'il forme, on place deux attelles : *Une postérieure,* large de deux mains environ, qui va du jarret à l'extrémité des orteils, formant semelle sous le pied. Il est avantageux de renforcer l'attelle à ce niveau pour que l'articulation tibio-tarsienne soit bien immobilisée. *Une latérale,* moins large, mais beaucoup plus longue qui, partan du genou ou d'un peu au-dessus, descende le long de la jamb passe sous le pied en formant un étrier recouvrant l'attelle postérieure et remonte sur la face externe jusqu'au même niveau que du côté interne. Les attelles sont faites de douze feuilles de tarlatane ordinaire imbibées de bouillie plâtrée. Au lieu de fixer ces attelles par une bande circulaire, ce qui oblige à soulever la jambe et provoque des mouvements dans le foyer de la fracture, M. Perier glisse sous le membre un Scultet et fixe le plâtre au moyen des bandelettes de cet appareil. De cette façon, le membre

reste à plat sur le lit pendant qu'on met l'appareil et ne
bouge pas non plus quand on renouvelle le pansement. En
outre, les attelles ordinaires de l'appareil de Scultet contri-
buent à assurer au membre une bonne direction ; les coussins en dehors et en dedans le calent en quelque sorte et le
maintiennent en bonne situation.

Pendant que le plâtre sèche, un aide maintient le pied
dans une bonne situation et fait de l'extension. Le malade
sort peu à peu du sommeil chloroformique, et, lorsque le
plâtre est complètement sec, il est reporté dans son lit.

Les gouttières taillées dans la tarlatane, en prenant
pour modèle le membre sain, sont aussi fort commodes;
mais elles n'ont pas, comme l'appareil à attelles, cet avantage qu'on peut dans ce dernier écarter l'une des valves
pour surveiller le pansement et le replacer sans déranger
en rien l'immobilité des fragments.

Les appareils en plâtre coulé ont été inventés par les
Arabes. Repris il y a une trentaine d'années, ils ont été
peu à peu abandonnés. Cependant, M. Julliard (de Genève)
s'en sert encore, et s'en est fort bien trouvé dans quelques
cas particuliers. Le membre est placé dans une boîte en
bois dont les côtés peuvent se rabattre. On y coule du
plâtre liquide, de manière à envelopper les deux tiers de
la circonférence du membre environ; puis, avant que la
bouillie plâtrée soit complètement dure, on rabat les côtés
de la boîte, et l'on creuse avec une spatule, au niveau de
la plaie, une échancrure suffisamment large pour pouvoir
panser le membre circulairement. Cet appareil trouvera
rarement son application au début du traitement des fractures ouvertes. Mais il pourra être employé très avanta-

geusement dans certaines fractures qui suppurent, exigent des pansements fréquents, et dont l'immobilité est très difficile à maintenir.

Gouttière de M. Benjamin Anger. — Nous devons à M. Benjamin Anger les dessins suivants, représentant une gouttière de son invention destinée au traitement des fractures ouvertes de la jambe.

C'est une gouttière en fil de fer galvanisé faite sur un moule de jambe et en prenant exactement la forme. Des modèles de longueur et de largeur différentes peuvent s'adapter à toutes les jambes. Comme le membre ne s'appuie sur la gouttière que par l'intermédiaire d'un pansement enveloppant et qu'on doit toujours le faire reposer sur une couche d'ouate, il n'est pas nécessaire que chaque gouttière soit faite exactement sur le moule même de la jambe malade. Il est une dimension moyenne qui va à la plupart des adultes. Il en est de petits modèles pour les enfants. La figure 1 représente la gouttière seule.

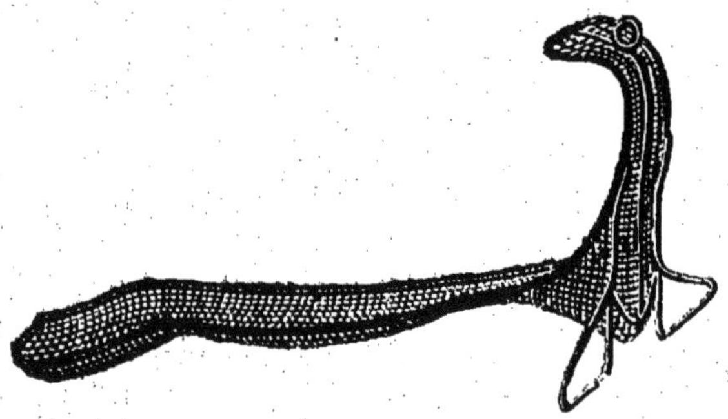

FIGURE I. — Gouttière de M. Benjamin ANGER.

On remarquera qu'elle constitue une véritable attelle

métallique, très mince au niveau du tiers inférieur de la jambe, là où siègent ordinairement les plaies qui accompagnent les fractures. En sorte que lorsqu'on a fendu le pansement en avant, on découvre aisément la plaie, qu'on peut laver, drainer, etc., sans remuer en rien la jambe. Les liquides de lavage traversent les mailles de la gouttière galvanisée. On évite ainsi un des principaux ennuis des appareils plâtrés, qui s'imprègnent des liquides exsudés par la plaie, des solutions de lavage, et deviennent rapidement infects ou complètement mous. Le talon, qui devient si souvent douloureux, s'enfonce ici dans un creux profond, matelassé d'ouate, et ne s'escharifiera pas. Le pied est fixé par la semelle métallique. Cette semelle, en se recourbant, permet de faire jouer à la gouttière le rôle de cerceau de protection des orteils. Elle sert encore de point d'attache à une lame de fer terminée par un anneau où se fixe une courroie de suspension. La figure 2 représente la gouttière appliquée.

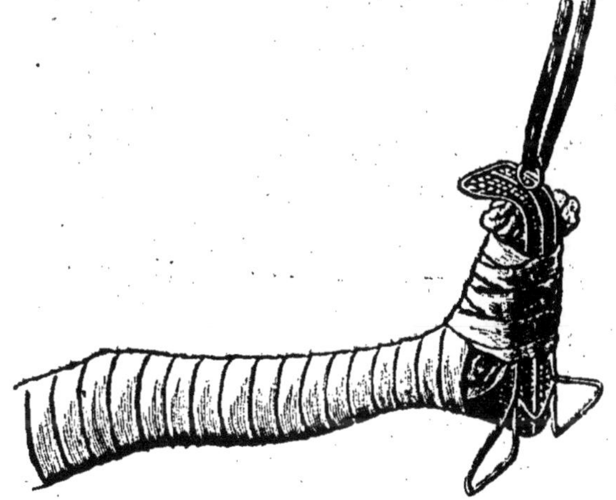

FIGURE II. — Gouttière de M. B. ANGER, appliquée.

Aucun appareil ne nous paraît plus simple et plus utile dans le traitement des fractures ouvertes. Facile à transporter, facile à appliquer, peu fragile, il rendrait de grands services dans la chirurgie de guerre.

APPAREILS A SUSPENSION. — Tous les chirurgiens savent combien les malades sont soulagés par la suspension de leur jambe fracturée. Ils peuvent se remuer un peu dans leur lit sans souffrir. Les articulations du genou et de la hanche conservent une certaine mobilité ; le talon ne repose pas sur le plan du lit. On peut changer les draps sans être obligé de toucher à l'appareil. Ce sont d'excellentes raisons pour recourir à un appareil à suspension.

Le plus simple est celui qui est employé communément dans les hôpitaux : un petit hamac en toile. Une gouttière de toile, de la longueur de la jambe, présente sur ses bords deux coulisses où pénètrent deux petites baguettes de bois ou de fer, aux extrémités desquelles s'attachent quatre lacs fixés eux-mêmes aux montants du lit.

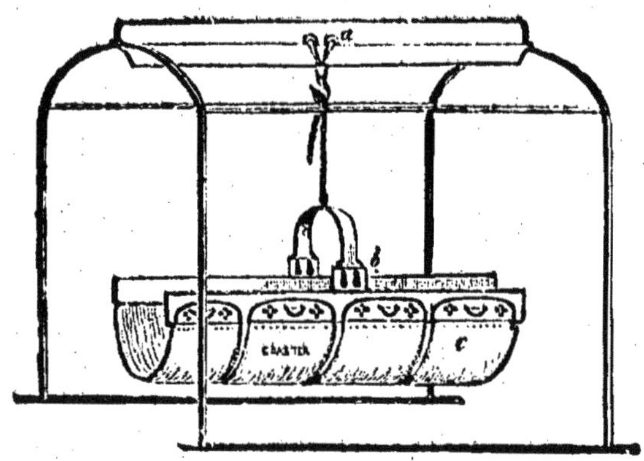

FIGURE III. — Appareil de Salter.

Aujourd'hui, les lits n'ont plus de montants. On se ser-
virait alors d'un appareil hyponarthécique très commode
fort usité en Angleterre : l'appareil de Salter. Il est constitué par un cerceau de fil de fer un peu plus fort que celui
de nos cerceaux ordinaires en usage pour soutenir les couver-
tures. En haut se trouve un rail d'acier longitudinal, sur
lequel glisse une sorte de petit chariot (a) composé de deux
roulettes de cuivre reliées par des tiges supportant un crochet auquel on attache la chaîne qui soulève l'appareil.
Celui-ci forme un véritable hamac : il est composé de deux
attelles latérales maintenues écartées par le demi-arc métallique supérieur (b), sur lequel est fixée la chaîne ; le
fond est constitué par de larges bandes de toile ou de caoutchouc séparées et agrafées à des boutons.

La disposition de ce mode de suspension ajoute à l'hy-
ponarthécie ordinaire, dont le point d'attache supérieur est
fixe et invariable. Elle donne plus de facilité au malade
pour monter ou descendre dans le lit, s'incliner latérale-
ment, ou pour s'asseoir, sans que tous ces mouvements
impriment un dérangement sensible dans le membre, puis-
qu'ils sont décomposés par le jeu de la chaîne et le crochet
tournant à pivot. Mais, pour être juste, il faut dire que le
système, à part la direction de la barre de support, n'est
que la reproduction de ce qu'avait fait Munaret. (Gaujot
et Spilmann, 1ᵉʳ vol., p. 202.) Nous avons vu appliquer
récemment cet appareil, dans un cas de fracture ouverte
grave de la jambe, avec les plus grands avantages.

CHAPITRE IV

Ce qu'il advient dans les jours qui suivent le premier pansement.

Lorsque le premier pansement a été bien fait, on reconnaît qu'on a réussi à l'absence de réaction générale. Le malade se trouve placé exactement dans les conditions de celui qui a une fracture simple. Il ne souffre pas, il dort la nuit, sa langue reste nette, l'appétit est conservé ; il n'y a ni abattement ni excitation et la température ne s'élève pas plus haut que dans une fracture sans plaie.

Température. — Cette question de la température dans les fractures ouvertes intéresse tous les chirurgiens. L'état du pouls autrefois était consulté avec soin ; c'est la courbe thermométrique que l'on regarde surtout aujourd'hui, et on y trouve des indications précises pour ou contre une intervention, selon le taux plus ou moins élevé de la fièvre.

Dans toutes les fractures avec ou sans plaie, le thermomètre mis dans l'aisselle accuse une élévation de température plus ou moins marquée. Voici ce que Volkman dit à ce sujet, des fractures ouvertes qui restent aseptiques : « Le thermomètre montre que malgré la résorption de diverses matières dans la plaie, il n'y a pas de fièvre septique. Nous avons, dans de pareilles circonstances, vu la fièvre aseptique aller jusqu'à 41° chez des malades, qui s'amusaient, jouaient aux cartes, se sentaient très bien et pas une seule fois dans plus de cent cas, je n'ai vu un désordre local apparaître ni les malades courir de dangers. Tout cela survient aussi du reste dans les lésions sous-cutanées. Des fractures sous-cutanées de la cuisse présentent ces phénomènes et la température s'élève souvent à 39°. Si quelques auteurs disent que les malades atteints de fractures sous-cutanées n'ont pas de fièvre, c'est qu'ils ne se sont pas servi du thermomètre et que ces malades se portaient comme ceux qui n'ont pas de fièvre. Seulement là où il y a une très forte résorption, la fièvre aseptique peut durer 3, 5, 7 jours. Ensuite vient la véritable fièvre aseptique, même quelquefois il y a une très haute température et elle se présente sous la forme d'une fièvre sub-continue. »

D'autre part, une série d'observations thermométriques faites par le Dr Grundler sur des malades souffrant de fractures non compliquées, lui ont démontré que dans chacun des cas observés, excepté un, il y avait une élévation de 2° à 4° Farhenhait au-dessus de la normale et que le degré de fièvre était en proportion du volume de l'os brisé et du degré d'extravasation sanguine. La plus haute température observée, 102,5, était un cas de fracture du fémur, et la plus basse, 100,5, une fracture de l'avant-bras. L'élévation commençait le soir du premier jour et atteignait son plus haut point le soir du second au 4e jour.

Nous avons nous-même repris la question et nos observations concordent avec celles des auteurs que nous venons de citer.

Toujours il y a eu élévation de température ; dans la majorité des cas, le maximum a été atteint le soir du 3e jour, le thermomètre donnait 38,2. Une nouvelle élévation s'est manifestée plusieurs fois le soir du 6e jour, où nous avons constaté aussi 38,2. La fièvre tombait du 5e au 7e jour. Quelquefois la fièvre a persisté jusqu'au 15e jour. Le chiffre le plus élevé que nous ayons observé a été 39 chez un malade ayant une fracture sus-malléolaire de la jambe et ne présentant aucune autre lésion. Nous croyons donc pouvoir conclure que dans toutes les fractures fermées, il y a une élévation de température qui atteint son maximum ordinairement le soir du 3e jour et disparaît vers le 7e jour.

Ne sont-ce pas là des chiffres tout à fait comparables à ceux que l'on a à la suite des opérations faites avec la méthode antiseptique ?

Il y a une simple élévation de température du corps sans réaction générale, qu'on peut expliquer par l'excès de travail des tissus pour réparer les désordres produits. En tout cas, la théorie de la septicité n'a rien à faire avec les fractures sous-cutanées. C'est bien là une véritable fièvre aseptique.

Nous pourrons donc tirer des enseignements très utiles de la courbe thermométrique dans les fractures compliquées. Tant que la température n'atteindra dans les jours qui suivront l'opération que 38,2, on pourra dire que la plaie est restée aseptique, surtout quand le malade n'accuse ni douleur locale, ni insomnie, ni perte d'appétit, ni abattement moral. Au-dessus de ce chiffre, quoi qu'en dise Volkmann, on devra redouter l'infection de la plaie. Cette infection peut rester limitée et n'entraîner qu'un faible retentissement général. En tout cas, elle indique qu'il faut absolument lever le pansement. Cependant, pour être bien certain que l'élévation thermométrique est due à l'infection de la plaie, il faut examiner complètement le malade. Une maladie concomitante des poumons, du cœur, des reins, très fréquemment la constipation peuvent influer sur la courbe thermométrique.

Si la température s'élève au-dessus de 38,2 et s'y maintient, ou augmente tous les soirs pendant quelques jours jusqu'à atteindre 39°, 39,5, 40, il est certain qu'une complication va apparaître : phlegmon plus ou moins étendu, érysipèle, pyoémie. On peut couper court à ces accidents par une désinfection nouvelle énergique, mais on n'a plus la marche typique. Dans celle-là, comme le montrent nos observations, un écoulement abondant de liquides se fait par la plaie le premier jour par les drains. Dès le second, cette exsudation diminue d'abondance. Quelquefois, vers le 4ᵉ et le 5ᵉ jour, ce liquide devient louche au lieu de rester rouge comme dans les premiers jours, sans acquérir pour cela les caractères du pus véritable, car il reste sans odeur ; en même temps, comme nous l'avons dit, le malade ne souffre pas ; il n'y a pas, en un mot, de réaction générale.

Si le pansement est traversé et qu'une tache rouge apparaisse en un point déclive, il ne faut pas hésiter à le changer. C'est une mauvaise pratique, à notre avis, que de se contenter d'ajouter de la ouate ou un nou-

veau pansement antiseptique par dessus le premier,
comme le conseillent Neuber et ses élèves, car on enferme
ainsi des liquides déjà infectés au contact de l'air. L'infection ira de proche en proche gagner la plaie. M. Lister
change presque toujours ses pansements le lendemain
d'une opération. Il s'est, en effet, écoulé une grande quantité de liquides qui en ont neutralisé les matières antiseptiques. En outre, les drains remplis de sang en
caillots ont pu se fermer; quelquefois ils ont été
bouchés par une pièce de pansement ou se sont enfoncés
un peu trop dans le foyer. Nous croyons, d'autre part, que
les mouvements légers qu'on peut imprimer aux fragments
en changeant le pansement, n'ont pas un grand inconvénient et ne sont pas très douloureux.

Toutes ces raisons nous conduisent à ne pas trop différer
le pansement. Sans doute, on peut le laisser trois, quatre,
cinq jours même, là où il y a une petite plaie, une fracture
nette sans esquilles et sans désordres étendus; mais a-t-on
une vaste plaie, une fracture communitive avec décollement de la peau, contusions musculaires, où la désinfection primitive a été difficile, on renouvellera le pansement
le lendemain de l'opération, on lavera les drains et on les
débarrassera de leurs caillots, puis on les remettra à leur
place. Fera-t-on une injection désinfectante dans le foyer?
Oui : si l'on redoute la suppuration, si la sérosité est
louche et légèrement odorante, les lèvres de la plaie un peu
rouges, œdématiées et douloureuses, si la température est
au-dessus de 38°2. On poussera alors doucement avec une
sonde molle une injection de sublimé dans le foyer et l'on
aura soin de faire ressortir tout le liquide au dehors. Au

contraire, si tout va bien : le malade ne souffre pas, il n'y a pas d'œdème des partis, pas de rougeur, on se bornera à nettoyer les drains. Le nouveau pansement sera fait comme le premier. Celui-là, il y aura avantage à le laisser un peu plus longtemps, si la température et l'état général du malade se maintiennent bons. En moyenne, cela mène jusqu'au cinquième ou sixième jour. On pourra à ce moment enlever les fils de suture, s'il n'y a pas de tension entre les surfaces accolées. L'union est trop faible encore pour résister à une certaine traction ; on attendra plutôt le huitième jour ou le troisième pansement. C'est alors qu'on pourra supprimer toutes les sutures, raccourcir les drains, ou même supprimer ceux qui laissent écouler peu de liquide. Si l'on a atteint cette période sans que la température soit montée au-dessus de 38°2, on pourra être presque assuré d'avoir une marche aseptique de la réparation.

Nos observations montrent la marche typique des fractures compliquées. Nous pourrions citer presque toutes les observations de Volkmann, où le traitement a été uniforme et qui ont eu une marche extrêmement simple. Toutes les fois qu'un accident arrive, que la fracture suppure et qu'il survient des accidents généraux, il faut d'abord se demander si l'on n'a point fait des fautes de pansement, si l'on n'a pas péché par quelque point dans l'application de la méthode, si l'on n'a pas été trop timide. Car les anciennes idées sur l'inflammation dominent encore tellement chez beaucoup de chirurgiens, qu'ils se résolvent difficilement à traiter une fracture comme une plaie opératoire. Il nous semble qu'on doit viser pour idéal dans le traitement des fractures ce que l'on cherche dans une résection, dans une ostéotomie, et ces dernières opérations bien faites entrainent si rarement des accidents, que Mac Ewen a pu faire plus de 800 ostéotomies du fémur sans accidents de septicémie.

Cette méthode pourra sembler téméraire à nombre de chirurgiens. Pour ceux qui connaissent bien et savent bien appliquer la méthode antiseptique, elle sera parfaitement rationnelle. Mais il ne suffit pas qu'elle soit logique, il faut que son efficacité soit démontrée par l'expérience. Les statistiques que nous donnons, montrent d'abord combien la mortalité qui survient à la suite du traitement par la conservation dans les fractures ouvertes a été abaissé par l'application des méthodes antiseptiques, ensuite que de toutes les variétés de traitements antiseptiques celui que nous défendons a donné les meilleurs résultats.

CHAPITRE V.

Avant l'antisepsie. — D'après les relevés faits par Volkmann et Fraenkel, sur 885 cas de fractures ouvertes de jambe, pris dans les hôpitaux anglais et allemands, il y avait une mortalité de 38°5 pour 100. (R. Volkmann. *Zur vergleichenden,* etc.)

Billroth, à la clinique de Zurich, de 1860 à 1867, a les résultats suivants :

	Morts.	Pour 100.
129 fractures ouv. de jambe..............	36	38,7
Rose à la même clinique, de 1867 à 1871, obtient :		
Sur 59 fractures ouvertes de jambe...........	14	31,1
Baum à Göttingen —	»	38,0
Clinique de Breslau —	»	40,5
— de Halle —	»	40,6
— de Bonn —	»	41,8
— de Loctiés de Berne —	»	38,8

En additionnant tous ces résultats, on arrive à une moyenne de 38 pour 100.

Depuis l'antisepsie. — Avec des pansements antiseptiques divers.

Krœnlein, qui a employé à la fois le pansement de Lister type, le pansement à l'iodoforme, à la ouate salicylée, arrive à une mortalité moyenne de 11 pour 100,

Le tableau donné par Bruns n'est pas moins convaincant. Sur un ensemble de 254 cas de fractures ouvertes, il mourut 23 malades, soit 9 pour 100. Trois modifications des pansements antiseptiques furent employées : 1° *pansement listérien type*; 2° *pansement humide*; 3° *pansement sec*. Volkmann, Schede et Socin employent le premier, Bardeleben le deuxième, Wilms le troisième.

Wilms (pansement à la jute phéniquée sec), sur 38 fractures compliquées, perdit 2 malades : 1 de délirium tremens, 1 de septicémie.

Bardeleben (jute humide phéniquée) fournit à la statistique de Bruns 60 cas, desquels 14 se terminent par la mort; 5 moururent de septicémie, 2 de pyémie.

Sur 53 cas de Socin, il mourut 6 malades, dont 1 seulement de septicémie.

Schede, sur 28 cas, eut 1 seul mort, et encore était-ce une fracture compliquée de jambe, qui fut reçue à l'hôpital seize jours après l'accident, en pleine suppuration.

Jetons un coup d'œil sur les résultats obtenus par Lister (Watson Cheyne). De 1871 à 1880, 41 malades atteints de fracture des os longs des membres furent traités; 10 membres furent amputés chez 10 malades (amputation primitive). Sur 31 cas traités par la conservation, 2 fois une amputation secondaire fut nécessaire. De ces deux derniers, 1 mourut de dipthérie. Sur les 29 restant, 3 moururent : 2 de schok, 1 de bronchite et de lésion cardiaque.

A Genève, M. Julliard (thèse de Jeanneret), sur 63 cas de fractures ouvertes, a perdu 9 malades, dont 4 de septicémie, soit 14 pour 100.

La plus étonnante des statistiques est celle de Volkmann, qui, sur 73 malades atteints de 75 fractures ouvertes, n'a pas eu un seul cas de mort pendant quatre ans et demi, de 1872 à 1877. Il avoue lui-même qu'il a eu de la chance.

CHAPITRE VI.

Observations.

Observation I (Thèse de Jeanneret)

M. J..., 34 ans, maçon.

Date de l'accident. — 10 mai 1882, 5 heures du soir.

Date de l'entrée. — 11 mai 1882, 8 heures du matin, quinze heures après.

Siège et causes. — Jambe gauche, tiers moyen. Chute d'un premier étage.

Diagnostic. — Fracture ouverte du tibia gauche.

État à l'entrée. — Pansement provisoire. Plaie contuse au niveau de la réunion des tiers moyen et supérieur communiquant avec le foyer de la fracture qui n'intéresse que le tibia. Gonflement léger, déplacement presque nul, peu de décollement. Le malade peut soulever sa jambe, le péroné faisant attelle.

Traitement du début. — Ethérisation. Débridements. Pas d'esquilles. Lavage à la solution forte; sutures, drain, pansement antiseptique. Attelle à résection.

Marche et terminaisons. — Un peu de fièvre jusqu'au 13 mai, 38°,8 le soir. Dès lors, apyrexie et marche entièrement normale.

27 mai. Appareil plâtré fenêtré.

17 juin. Consolidation parfaite.

1er juillet. Cicatrisation complète.

Observation II (Thèse de Jeanneret).

M. H..., 29 ans, employé à la gare (alcoolique).

Date de l'accident. — 22 octobre 1879.

Date de l'entrée. — 23 octobre 1879.

Siège et causes. — Jambe droite, tiers inférieur. Dans la nuit, en état d'ivresse, tombe d'une hauteur de quatre étages.

Diagnostic. — Fracture ouverte sus-malléolaire de la jambe droite.

Etat à l'entrée. — Encore à l'état d'ivresse. Plaie de la grandeur d'une pièce d'un franc, à trois travers de doigt au-dessus de la malléole interne. Tibia dénudé au fond de la plaie et fracturé en bec de flûte. Grande mobilité. Péroné fracturé au même niveau que le tibia.

Traitement du début. — Ethérisation, débridements. Résection de l'extrémité inférieure du fragment supérieur dénudé de son périoste sur une longueur de 0,04; résection de l'extrémité supérieure du fragment inférieur, ligature des vaisseaux; coaptation de fragments. Lavage à la solution phéniquée forte, drainage, sutures au catgut. Pansement Lister. Attelles de Scultet. Morphine.

Marche et terminaisons. — Réaction fébrile très minime; marche entièrement aseptique.

25 octobre, plaie remplie de caillots; on les laisse en place. Hydarthrose du genou. 28 octobre, delirium tremens, défait son pansement. 30 octobre, réunion par première intention, sauf l'orifice du drain. 12 novembre, plâtre coulé avec fenêtre. 21 novembre, attelles de Scultet. 1er décembre, appareil silicaté fenêtré avec attelle plâtrée externe. 27 décembre, nouveau silicate. 9 janvier, consolidation avec fistule arrivant sur l'os à nu. 15 janvier, rugination du tibia nécrosé superficiellement au niveau de la fracture. 20 février, cicatrisation complète; forte raideur articulaire. Sort de l'hôpital le 18 avril; boite légèrement.

Observation III (Thèse de Jeanneret)

L. J..., 52 ans, charpentier (alcoolique).

Date de l'accident. — 2 juin 1881.

Date de l'entrée. — 3 juin, un jour après.

Siège et causes. — *Jambe droite*, union des tiers inférieur et moyen. Tombé de sa hauteur avec une hotte chargée.

Diagnostic. — Fracture ouverte de la jambe droite.

État à l'entrée. — Plaie linéaire de 0,08 c. au-devant du tibia, à direction longitudinale, donnant issue au fragment supérieur qui est très pointu. Péroné fracturé au même niveau. Pas de gonflement.

Traitement du début. — Ethérisation. Débridement. Résection de 0,02 c. du fragment supérieur du tibia. Curage et lavage phéniqué. Réduction, contre-ouverture, drainage. Pansement antiseptique et compressif (éponges). Attelle à résection.

Marche et terminaisons. — Marche normale apyrétique. Délire alcoolique. 25 juin, petit sphacèle de la peau, suppuration modérée. 1er septembre, marche avec une canne. 1er octobre, quitte l'hôpital. Cicatrisation et consolidation parfaites; la cicatrice osseuse forme sous la peau une saillie identique et parfaitement symétrique à celle que porte le malade à la jambe gauche reste de fracture compliquée datant d'une vingtaine d'années

Observation IV (Thèse de Jeanneret).

Saint J.-J. M..., 43 ans, plâtrier.

Date de l'accident. — 16 novembre 1882, après-midi.

Date de l'entrée. — 16 novembre 1882, 6 heures 1/2 du soir, deux heures après.

Siège et causes. — Pied gauche. Chute sur les talons d'une hauteur de 2 m. 50 avec torsion du pied en dedans.

Diagnostic. — Arrachement de la pointe de la malléole interne.

Fracture ouverte de l'astragale par écrasement. Luxation de cet os. Ouverture de l'articulation tibio-tarsienne.

État à l'entrée. — Au niveau de la pointe de la malléole interne plaie transversale de 0,04c. au fond de laquelle on voit les tendons, nerfs et vaisseaux tiraillés; à la partie postéro-inférieure de la plaie se trouve l'astragale qui est en partie luxée et présente une portion de sa surface articulaire. L'astragale a été écrasée dans sa totalité; le fragment supérieur, le plus gros, forme la portion luxée en dehors, les autres sont libres ou adhérents aux ligaments interosseux.

Traitement du début. — Anesthésie. Lavage à la solution forte. Incision cruciale. Débridement. Extraction longue et minutieuse de tous les fragments de l'astragale et de la pointe de la malléole qu'on sépare de leurs ligaments au moyen de ciseaux courbes. Ligatures, régularisation de la plaie, drainage, sutures. Pansements antiseptique et compresssif (éponges). Attelle à résection (avec éponge sous le talon).

Marche et terminaisons. — Marche normale typique. Sans l'élimination de quelques petits débris de tissus (entre autres de tendons) sphacélés, la réunion *per primam* aurait été complète. Pendant les neuf premiers jours la température n'a pas dépassé 38,2. Dès le 26 novembre, l'apyrexie a été complète. 16 décembre, appareil plâtré avec attelle postéro-externe et fenêtre. 22 janvier 1883, enlevé l'appareil. *Ankylose.* 24 février, guérison complète, à part de l'œdème et de la douleur pendant la marche. 23 mars, quitte l'hôpital. Aucun mouvement de latéralité; quelques mouvements de flexion et d'extension du pied sur la jambe sont redevenus possibles.

Neuf mois après, ankylose complète. Le talon reste un peu élevé pendant la marche, mais il ne ressent plus de douleurs et l'œdème a disparu.

OBSERVATION V.

Fracture du cou-de-pied gauche. Fracture du péroné, luxation du pied en dehors. Déchirure du ligament latéral interne. Saillie de la malléole interne. Perforation de la peau. (Due à M. Nicaise.)

Mme L..., 27 ans, blanchisseuse, tombe de voiture, le 7 octobre 1882, à 2 heures.

Le médecin applique une attelle postérieure et une bande roulée; il n'y avait plus de luxation ; mais le pied était d'une mobilité extrême. Emphysème en dedans jusqu'au milieu du mollet constaté une demi-heure environ après l'accident. La chaussette de la malade était sale et broyée entre l'os et le sol.

7 octobre. Je vois la malade à 6 heures du soir. Mobilité extrême du pied ; plaie au niveau de la malléole interne, sans fracture du tibia. Déchirure du ligament. Je fais un petit débridement. Articulation largement ouverte. Ecoulement de liquide sanguinolent formé par sang veineux. Injection d'acide phénique à 5 0/0 dans l'articulation, méthode antiseptique. Pansement de Lister.

Alcoolique. Sirop de morphine 40 gr., vin.

8 octobre. Pouls 100. Etat général bon, un peu d'agitation. Peu de douleur locale, peu de gonflement. Bon aspect de la plaie. Ecoulement de sérosité rougeâtre abondante ayant beaucoup sali le pansement. Appareil plâtré. Pansement de Lister. Appareil de Scultet avec gaze phéniquée.

Le 10. Pas de fièvre. Etat général excellent. Pas de douleurs vives.

Le Scultet phéniqué est changé. Pas d'écoulement par la plaie qui paraît fermée; pas de gonflement ni de douleurs au niveau de l'articulation. Phlyctènes comme dans les fractures ordinaires. Erythème phéniqué. Vaseline.

Le 12. Changement du Scultet phéniqué. Erythème phéniqué

intense. Vaseline. Ouate purifiée et Scultet en bandes antiseptiques.

Pas de fièvre. Etat général excellent.

La fracture se comporte comme une fracture sous-cutanée.

OBSERVATION VI.

Fracture sus-malléolaire. Luxation tibio-tarsienne. Issue des os par
la plaie. Guérison sans suppuration. (Due à notre collègue et
ami Hartmann.)

D..., 52 ans, bijoutier, entre le 13 mai 1883 dans le service de
M. Terrier, à l'hôpital Bichat, salle Jarjavay, n° 27. Une heure
avant son entrée il s'est tordu le pied en descendant de voiture.
Fracture de Dupuytren. Luxation tibio-tarsienne en dedans; plaie
contuse de trois bons travers de doigt au niveau de la malléole
interne. Par cette plaie sort l'extrémité inférieure du tibia, moins
la malléole arrachée et restée adhérente aux os du pied. Presque
toute la surface articulaire du tibia est à nu et fait issue par la plaie.
Débridement vertical. Réduction après lavage des surfaces avec
l'eau phéniquée forte. Deux points de suture au fil d'argent. Drain.
Pansement de Lister. Gouttière plâtrée immédiate. Dès le premier
pansement qui est fait le troisième jour, on diminue de beaucoup
le calibre et la longueur des drains.

12 juin. La plaie est presque entièrement cicatrisée. Drain mi-
nuscule.

Le 25. On enlève le plâtre. La plaie est cicatrisée depuis quelque
temps. On peut imprimer des mouvements à l'articulation, mais
ces mouvements sont douloureux et s'accompagnent de craque-
ments. Un peu de mobilité latérale et très léger déjettement du
pied en dehors.

Le 27. Depuis qu'on a enlevé l'appareil, se plaint de douleurs
dans l'articulation tibio-tarsienne. Gouttière plâtrée immobilisant
le pied à angle droit.

21 juillet. On enlève le plâtre. Espace intermalléolaire élargi. Un peu de douleur à la pression de l'extrémité de la malléole péronière au niveau des insertions ligamenteuses ; quelques mouvements dans l'articulation tibio-tarsienne. Atrophie des muscles du mollet. Un peu de raideur du genou.

Quelques jours plus tard, le malade commençait à marcher avec un bas élastique et l'articulation tibio-tarsienne reprenait peu à peu ses mouvements.

OBSERVATION VII. — *Fracture compliquée de l'extrémité inférieure du péroné. Arrachement de la malléole interne. Issue de l'extrémité inférieure du tibia au dehors. Pansement antiseptique. Guérison en trente-sept jours.*

(Recueillie par mon collègue et ami Grandhomme.)

Le nommé R... (Arthur), âgé de 40 ans, voilier-bâcheur, entre le 1er octobre 1884, salle Broca, lit n° 12. Service de M. Périer.

Pendant son travail, R... a fait une chute d'une hauteur de 3 mètres 50 environ. Le bord interne du pied droit a porté sur l'angle d'un madrier. Il n'a pu se relever après l'accident, et on l'apporte à l'hôpital une heure après environ.

Sur le corps il n'existe pas de traces de contusion. Mais on constate une fracture compliquée au niveau du cou-de-pied gauche. La plaie est recouverte seulement par le mouchoir du malade taché de sang.

Ce qui frappe, tout d'abord, c'est la saillie que vient faire au dehors l'extrémité inférieure du tibia. On aperçoit complètement la facette articulaire de cet os qui sort au dehors par une plaie dont la lèvre inférieure est recroquevillée en dedans. La malléole interne est arrachée juste au niveau de la surface articulaire et est fixée à la lèvre inférieure de la plaie.

Du côté de la malléole externe il n'existe pas de plaie, mais une dépression assez profonde siégeant à 5 centimètres environ au-dessus du sommet de la malléole. De la crépitation, une mobilité anormale très prononcée, indiquent nettement la fracture du péroné.

Le pied est luxé en dehors. Son bord en est légèrement relevé et porté en dehors ainsi que la pointe.

Comme autres symptômes : ecchymose légère, absence de gonflement notable, douleur peu marquée, issue d'une quantité de sang de moyenne abondance.

Etat général satisfaisant. Pas de dépression. Le malade est du reste bien constitué. De taille moyenne, il est bien musclé. Dans ses antécédents il n'existe pas trace de tare héréditaire ou acquise. Il a toujours joui d'une parfaite santé et n'a jamais eu ni syphilis, ni fièvres intermittentes.

La plaie, l'extrémité inférieure du tibia, sont lavées soigneusement avec la solution de sublimé au 4,1000.

On opère la réduction qui est rendue un peu difficile et ne se maintient pas, grâce au recroquevillement en dedans de la lèvre inférieure de la plaie. Celle-ci est attirée en dehors et la réduction s'opère alors facilement et se maintient assez bien. Il existe alors une plaie linéaire presque transversale, mesurant 5 cent. de long. La dépression sus-malléolaire du côté externe disparaît alors à peu près complétement.

Pansement de Lister, protective, gaze phéniquée, mackinstosh, pas de suture de la plaie, ni drains.

Atelle de Dupuytren par dessus le pansement.

Le lendemain, M. Blum, suppléant M. Périer, voit le malade. On fait le même pansement. Il n'existe pas trace de réaction inflammatoire. Des caillots ferment la plaie.

9 octobre. M. Périer de retour examine le malade, le pansement est renouvelé, il n'y a pas de pus. Les mêmes caillots persistent au niveau de la plaie et ont le même aspect.

Pas de fièvre. Etat général très satisfaisant. Toutes les fonctions sont régulières. C'est à peine s'il existe quelques douleurs légères du reste.

Le 10. Nouveau pansement. La plaie se cicatrise sans suppuration. Suppression de l'atelle de Dupuytren. Gouttière plâtrée.

7 novembre. Trente-sept jours après l'entrée du malade à l'hôpital, on enlève la gouttière et le dernier pansement; la plaie complètement cicatrisée à ses extrémités, présente dans sa partie moyenne des bourgeons charnus rosés. La consolidation des fragments est complète. La malléole interne est soudée au tibia et est à peine un peu plus saillante. Il en est de même du péroné. Le pied est dans sa situation normale. Les mouvements de l'articulation tibio-tarsienne sont conservés et très peu limités; ils ne sont douloureux que dans l'extension ou la flexion extrêmes.

On applique un léger pansement et le malade quitte l'hôpital pour aller à Vincennes le 8 *novembre*.

OBSERVATION VIII. — *Fracture ouverte du cou-de-pied gauche. Plaie large articulaire. Guérison rapide, avec retour complet des mouvements.*

(Recueillie par mon ami Grassin, externe des hôpitaux.)

Le nommé D... (Louis), âgé de 31 ans, garçon baigneur, entre le 23 août 1884 à l'hôpital Beaujon, salle Ambroise Paré, lit n° 5, service de M. Tillaux.

Le malade nous raconte que, monté dans une échelle, il se pencha pour atteindre une botte de foin; mais, à ce moment, son pied gauche glissa et il perdit l'équilibre. Dans ce mouvement son pied s'engagea entre deux échelons. La malléole interne fut brisée et son fragment inférieur violemment abaissé, le pied fut porté en abduction. Par suite, la malléole externe se brisa à son tour et la déchirure des téguments, au niveau de la malléole interne, laissa l'articulation tibio-tarsienne largement ouverte.

Un médecin, immédiatement appelé, fit un premier pansement phéniqué ordinaire, sans faire aucune réduction et envoya le blessé à l'hôpital pour qu'on lui fasse l'amputation.

A dix heures du soir, l'interne de garde (M. Michel) le reçoit et note les signes suivants :

Au niveau de la malléole interne de la jambe gauche, déchirure horizontale des téguments, cette déchirure dépasse les bords antérieurs et postérieurs de l'os et peut avoir une longueur de 6 à 7 centimètres.

Le trait de la fracture est lui-même horizontal.

Les fragments offrent un écart qu'on peut évaluer à 4 ou 5 centimètres, laissant voir l'articulation ouverte.

Enfin, l'abduction du pied très prononcée et la fracture de la malléole péronière, complètent la symptomatologie de cette fracture bi-malléolaire compliquée et d'une gravité heureusement peu fréquente.

Alors l'interne, s'assurant que le foyer ne contient pas d'esquilles, en fait le lavage très soigneusement avec la solution phéniquée forte, remet les fragments en place, le pied en bonne position, et fait la suture des deux bords de la plaie aux deux bouts de laquelle il a soin de placer un drain. Un pansement de Lister est appliqué et le membre mis dans une gouttière.

Le malade manifesta bientôt un soulagement véritable et put reposer un peu cette première nuit.

24 août. Le lendemain matin, à sa visite, M. Tillaux approuva complètement cette intervention entourée de toutes les précautions antiseptiques et d'un bon drainage.

Le pansement n'est pas taché. On n'y touche pas.

Pourtant ce jour-là et les deux suivants, 25 et 26, l'état général du blessé fut grave, sa température atteignit 40°; il eut de l'insomnie, souffrit et garda un dégoût prononcé pour toute espèce d'aliments, si bien que M. Tillaux craignait beaucoup d'être réduit à amputer. Toutefois, cet état ne s'aggravant pas il attendit, et le malade fut l'objet d'une surveillance spéciale pendant ces deux jours.

Le 27. On constata une amélioration sensible. La douleur s'était amendée, la température avait baissé.

Les jours suivants le mieux se maintint et l'état local étant satisfaisant on laisse le pansement qui continue à être sec, et ce n'est que le 31 août, huit jours après son entrée, que l'on enlève ce pansement. Au-dessous on trouve une plaie bien réunie, une très petite quantité de pus. On enlève les fils, ne remettant qu'un drain. On lave à l'eau phéniquée faible les deux petites plaies qui recevaient les drains et on applique le second pansement fait de compresses de gaze iodoformée. Le membre est replacé dans la gouttière.

A partir de ce moment l'état général s'améliore chaque jour. La température ne dépasse plus 38°. La douleur devient négligeable et l'appétit commence à revenir (2 septembre).

Les pansements à l'iodoforme, d'abord renouvelés tous les trois jours, deviennent plus rares et sont laissés huit jours en place.

Le pus, qui n'a jamais été abondant, disparaît complètement à la fin de septembre et permet d'enlever le drain qu'on a laissé longtemps par surcroît de précautions. La plaie est vite complètement fermée et il n'y a plus qu'à attendre la consolidation, le membre demeurant toujours dans sa gouttière.

Enfin, le 20 octobre, on enlève celle-ci, la fracture est consolidée. On met une bande roulée et le malade marche avec des béquilles.

Il part pour Vincennes le 14 novembre et il y reste trois semaines. Au bout de ce temps il revient à l'hôpital. Il marche sans béquilles; mais il ne peut encore aller longtemps et il demande à rester quelque temps avec nous.

20 décembre. Il repart de nouveau à Vincennes, et à ce moment voici l'état du membre fracturé :

Le pied est en excellente position et absolument pareil à l'autre. La crête du tibia prolongée passe exactement par le deuxième orteil.

La plaie cutanée a laissé une cicatrice linéaire horizontale au niveau de la partie moyenne de la malléole interne.

L'articulation tibio-tarsienne a conservé tous ses mouvements. Ils ont presque autant d'étendue que ceux du côté sain, résultat tout à fait inespéré.

Si la malléole interne ne fait aucune saillie pouvant amener des frottements douloureux contre le soulier, il faut bien dire que l'on voit sur la face externe de la malléole péronière deux petites pointes osseuses très peu proéminentes qui n'ont qu'à peine fixé l'attention du malade et qui ne sont point gênantes.

Les observations que nous venons de citer sont des exemples typiques de la marche que suivent les fractures ouvertes traitées dès le début antiseptiquement. Elles montrent assez bien le but auquel doit tendre le chirurgien. Nous aurions pu en présenter un nombre considérable. Nous préférons renvoyer le lecteur aux soixante-quinze observations de Volkmann (loc. cit.), toutes intéressantes à plusieurs titres, et aux soixante-trois relevées à l'hôpital de Genève dans le service de M. Julliard par M. Jeanneret (loc. cit.).

Une neuvième observation prise dans la thèse d'agrégation de Chassaignac, de 1850, nous a paru un type de la marche suivie dans la réparation des fractures ouvertes, sous l'influence des traitements de l'époque. Notons, de plus, que Chassaignac la regarde comme un cas extrêmement favorable et démonstratif de l'utilité de sa méthode de pansement : l'occlusion aux bandelettes de diachylon. Le lecteur pourra comparer.

Observation IX.

Thèse de concours de Chassaignac (1850), page 10, résumée.

Victor Ringard, 30 ans, charretier, forte constitution, tempérament sanguin, jouissant d'une bonne santé, reçoit, à 3 heures de l'après-midi, le 15 septembre 1810, un coup de pied de cheval à la partie antérieure de la jambe droite. Il fut apporté à l'hôpital à 7 heures du soir. Je constatai une fracture des deux os de la jambe à la même hauteur. La fracture du tibia, située à cinq travers de doigt au-dessous de l'épine du tibia, était oblique. Son fragment supérieur faisait saillie en avant et en dedans, le fragment inférieur en arrière et en dehors. La plaie était irrégulière, communiquait directement avec le foyer de la fracture qui était le siège d'un foyer sanguin. Sa compression faisait sortir du sang veineux par la plaie. La réduction faite, j'appliquai l'appareil de Scultet après avoir placé des bandelettes de sparadrap en croix sur la plaie. Large linge cérat dépassant les bandelettes.

Le 16. On ne touche pas à la jambe. 40 sangsues à la cuisse.

Le 17. Le malade a été pris de délire nerveux; on fait une nouvelle application de bandelettes. Issue de sang veineux (3 cuillerées) par la plaie. Tension considérable du membre; 40 sangsues; le soir, le délire persiste. Lavement laudanisé, 20 gouttes.

Le 18. Même état, pouls à 85. 40 sangsues à la cuisse.

Le 19. Le délire est moins bruyant; le malade est un peu abattu. Le soir, le délire est remplacé par du sommeil.

Le 20. La tension de la jambe a diminué; le pouls est calme, 75. Le malade est abattu, la langue sèche, la voix éteinte. Potion aconit, 2 gr., limonade pour boisson, deux pots.

Le 21. Débridement à la partie inférieure et à la partie supérieure de la plaie, pansement par occlusion.

Le 22. La tension de la jambe a beaucoup diminué. Le pouls est naturel, 75 pulsations.

Le 26. Le membre est dans un état très satisfaisant, le malade souffre peu; les accidents inflammatoires sont enrayés. Rougeur douloureuse à la malléole externe : quelques soubresauts dans la jambe fracturée.

1er octobre. On renouvelle les bandelettes; douleur à la partie interne de l'articulation du genou; fluctuation; issue d'une cuillerée de pus de bonne nature. Une mèche est introduite dans la plaie artificielle, et le malade pansé comme à l'ordinaire. Aconit, 3 gr., 3 portions.

Le 3. Perte de l'appétit, nausées; la plaie a toujours un bon aspect; l'extrémité supérieure du fragment inférieur tend toujours à faire issue par la plaie. Ipécacuanha, 2 gr.

Le 6. L'appétit est revenu. Plus de nausées.

Le 20. Ouverture d'un petit abcès à la partie interne du genou.

Largeau.   5

La plaie a un très bon aspect; mais il n'y a pas encore de consolidation. Après l'ouverture de l'abcès on continue toujours à appliquer l'emplâtre emplastique.

12 novembre. Ouverture d'un petit abcès à la partie externe et supérieure du genou. La plaie diminue; l'état du malade est toujours très satisfaisant; la portion du tibia qui avait de la tendance à sortir par la plaie est rentrée dans les chairs, mais la nécrose n'est pas encore détachée.

Le 10. Le fragment inférieur avec son extrémité nécrosée qui, jusqu'ici faisait saillie à la plaie, semble ramené vers le centre de la jambe par une force assez énergique. J'explique cela par une soudure avec le fragment supérieur. Soudure dont le tissu rétractile rappelle en arrière le fragment inférieur.

Le 20. Il y a eu fièvre hier. Ce matin, ouverture d'un abcès à la partie latérale externe de la région poplitée.

Le 23. Un peu d'empâtement à la partie postérieure de la cuisse, mais pas de douleur.

Les 24-25. L'empâtement continue.

Le 26. On lève la cuirasse. La jambe paraît dans d'excellentes conditions; mais au niveau de la fracture et de l'excavation que forment à présent les plaies, sort une cuillerée à café de pus de bonne nature. On voit le séquestre osseux.

4 décembre. On lève la cuirasse. Il y a toujours dans le lieu de la fracture une dépression angulaire qui renferme du pus, et dans laquelle on aperçoit l'extrémité du fragment inférieur du tibia; car c'est elle qui a percé les téguments et qui faisait saillie à travers la peau lors de l'entrée du malade. Elle est aujourd'hui profondément rentrée comme si une matière cicatricielle interposée aux fragments osseux l'eût rappelée en arrière. L'état du membre est on ne peut plus satisfaisant.

Le 10. On lève la cuirasse. L'excavation correspondant à la fracture suppure très peu. On sent au fond de cette excavation le séquestre du fragment inférieur du tibia.

Le 17. La cuirasse est levée. Il y a toujours un peu de suppuration dans l'excavation prétibiale. Du reste, état parfaitement normal de la jambe.

Le 24. La plaie est mise à nu. Très peu de suppuration; le stylet fait reconnaître une plaque nécrosée de la grandeur d'une pièce d'un franc sur le fragment inférieur au fond de la plaie.

Plus tard ce séquestre a été enlevé, et aujourd'hui, 20 janv. 1850, le malade va parfaitement bien.

RÉSUMÉ ET CONCLUSIONS.

1° Dans la pratique civile, comme dans la chirurgie d'armée, les fractures ouvertes doivent être traitées antiseptiquement le plus tôt possible.

2° Les praticiens qui ne disposent pas ordinairement d'un nombre d'aides suffisant, ni de toutes les pièces du pansement listérien, se borneront à un lavage complet de la plaie et du foyer dans les cas simples; dans les cas graves, à débrider pour réduire un fragment hernié, à enlever des esquilles libres, à arrêter les hémorrhagies.

A l'hôpital, dans un service bien entraîné à l'antisepsie, on appliquera un traitement complet : anesthésie, débridements, ablation d'esquilles, résections, sutures, drainage, etc.

3° Sur le champ de bataille, chaque soldat sera porteur d'un paquet de pansement antiseptique qu'il pourra au besoin appliquer lui-même immédiatement. A l'ambulance on décidera d'un pansement plus complet.

4° Immobilisation immédiate dans un appareil de Scultet, en dehors de l'hôpital, loin de la ville; dans un appareil plâtré ou la gouttière de M. Benjamin Anger, à l'hôpital.

5° Suspension du membre avec le hamac simple ou l'appareil de Salter.

6° Le pansement antiseptique appliqué aux fractures ouvertes a donné d'excellents résultats, surtout quand il a été appliqué dès le début.

7° De toutes les méthodes de traitement des fractures au début, la plus rationnelle est celle que nous conseillons pour les hôpitaux. C'est celle aussi qui a donné les meilleurs résultats.

INDEX BIBLIOGRAPHIQUE.

ALBERTI. — Mittheilungen uber allgemeine wundbehandlung. Centralblatt, 1884 juli.

BALSER (A.). — Beitrag zur antiseptischen wundbehaudlung. Langenbech's archiv, 1883, p. 701, 9e vol.

BATAULT. — Thèse de Paris, 1884.

BÉRENGER-PÉRAUD. — Traité de l'immobilisation directe des fragments osseux dans les fractures, 1 vol., Paris, 1870.

BILLROTH. — Ch. Klinik in Zürich, Berlin, 1869.

— Chirurgische briefe aus den kriegs lazarethen in Wissembourg und mannheim, Berlin, 1872.

BŒCKEL (J.). — Résultats du pansement à l'iodoforme pendant les années 1882-84. Gaz. méd. de Strasbourg, n° 8, An. 1884.

BRUNS (P.). — Die allgemeine Lehre von den knochen brucke. 1 Hälfte Stuttgart, 1882, p. 370, ff.

— Langenbeck's archiv. Bd. XXXI, H. 1. Résultats de l'emploi du sublimé.

CHAMPIONNIÈRE (J.-L.). — Chirurgie antiseptique, 1880.

CHASSAGNE (A.). — Aide-mémoire du médecin auxiliaire de l'armée. Paris, 1884, p. 120.

CHASSAIGNAC. — Des opérations applicables aux fractures compliquées de plaies. Th. de concours, 1850, et Traité de la suppuration et du drainage. T. I, p. 514.

CHAUVEL. — Art. Pansement du Dictionnaire Encyclopédique des sciences médicales. (Consulter en outre sa bibliographie.)

— Recueil de mémoires de médecine militaire, 1877, p. 584.

CROOKSHANK (E.). — Notes sur les méthodes antiseptiques employées dans la pratique chirurgicale des hôpitaux fixes ou mobiles (campagne d'Egypte). Lancet, 1882, vol. II, p. 615.

— Remarques sur le traitement antiseptique des blessés sur le champ de bataille. Lancet, 1884, p. 422.

DENNIS (F.-S.). — The treatment of compound fractures, including a report of one hundred and fifty four cases without a death from septic infection, and one hundred cases without a death from any cause. (J. Am. m. Ass. Chicago, 1884, ii 673-687.)

DESMOULINS. — Contribution à l'étude des pansements antiseptiques et à leur application en chirurgie d'armée de terre et de mer. Th. de Paris, 1883.

DZIEMBOWSKI. — Die behandlung der complicirten fracturen mit antiseptischen Gyps. occlusions verbänden. Inaug. diss. Breslau, 1884.

DZIEWONSKI et FIX. — De l'antisepsie sur le champ de bataille. In Rev. milit. de méd. et de chir. Paris, 1881.

ENGLISCH. — Complicirten Knochen bruch des linken Unterschenkels. Listerische behandlung. Heilung. Berliner d. K. K. Krankenamnt Rudolph. Stiftung in Wien, 1881-82, p. 407.

ESMARCK. — Trad. par M. de Platen et L. Picard. Paris, Doin, 1882.

GAUJOT et SPILLMANN. — Arsenal de la chirurgie contemporaine.

GRUNDLER. — Lancet, octobre 1883. T. I, p. 611.

VON HACKER. — Anleitung zur antiseptischen Wundbehandlung nach der an Prof. Billroth. Klinik. Gebranlichen methode.

Fur studirendes und Aertze. 2 Aufl., Wien, 1884. Tœplitz and Deuticke.

H. HELFERICH. — Ueber muskel. transplantation beim menschen Archiv fur clinische chir. Band XXVIII, fasc. 3, p. 502, 1882.

IMBRIACO. — Résultati della medicatura antisettica nell' ospedale militare di Bologna. Giornale di med. mil., Roma 1883, XXXI, 865-802.

JAMAIN et TERRIER. — Fractures, p. 637, T. Ier, p. 661, Manuel de pathologie externe.

JEANNERET. — Application de la méthode antiseptique au traitement des fractures ouvertes. Thèse inaug., Genève, 1884.

JULLIARD. — De l'emploi du plâtre coulé dans le traitement des fractures. Lausanne, 1873.

KRÖNLEIN. — Die offene Wundbehandlung.

H. KÜMMELL. — Neue Verband, methode und Anwendung der sublimat in der chirurgie. Arch. de Langenbeck, p. 714, vol. 8.

— Die Waldwolle als antiseptischer Verband material. Deutsche med. Wochenschrift. Berlin, 1884, X, 561-564.

LASSALLE (Charles). — Considérations sur le trait. des fract. de jambe compliquées par l'attelle plâtrée immédiate. Th. de Paris, 1882, in-4°, n° 366.

LISTER (Sir J.). — An adress on corrosive sublimate as a surgical dressing. Lancet, 25 oct. 1884.

— Antiseptic surgery in its applications to field service 1. British med. Journ., 23 feb. 1884, C.-H. Goodwin.

MOSENGEIL (C.). — Ueber aseptische contentivverbände. In Archiv fur Klinische chirurgie, 1878-79, p. 320.

NICAISE. — Clinique sur le traitement des fractures compliquées. Semaine médicale, mai 1884.

NUSSBAUM. — Leitfaden zur antiseptischen Wundbehandlung. Stuttgard, 1879, p. 64 ff. Sowie Bruns, l. c., p. 359.

PARÉ (A.). — Edition Malgaigne. T. II.

PHILIPPE. — Sur les indications à remplir dans le traitement des fractures des membres; avantages des appareils hyponarthéciques à suspension. Gazette des hôpitaux, Paris, 1883. LVI, 556, 564, 636.

PILCHER. — Some recent advances in methods of wound treatment. New-York med. Journal, 1884, XL 254-257.

REYHER. — Die antiseptische Wundbehandlung in der Krieg's chirurgie. Sammlung Klinischer vorträge 142-143, Leipsig, 1878.

SABATIER. — Des méthodes antiseptiques chez les anciens et chez les modernes. Th. d'agrég., 1883.

SHEPHERD. — Ligation of the anterior tibial artery in a case of compound fracture of the leg. Med. News Phila., 1884, XLV 331.

TARNIER. — Leçon d'ouverture à la Faculté de médecine de Paris, Du sublimé comme antiseptique. Annales de gynécologie, avril 1884.

VOLKMANN (R.). — Die behandlung der complicirten fracturen. Sammlung Klinischer vorträge, chirurgie, 117, 118. Leipsig, 1877.

— Zur vergleichenden mortalitäts statistik analoger Krieg's und friedens verletzung. Von Langenbeck's archiv. Bd. XV, p. 1, ff., 1873.

WOLFGANG-BACH. — Beiträge zur therapie des offenen Knochen brücke. Inaug. dissertation der Universität, Zurich, 1884.

WOODWARD (J.-H.). — Some observat. on the treat. of compound fract. of long bones. Med. and surg. reporter Phila., 1884, LI 253-257.

Zuber. — Arch. de médecine, 1883, p. 118.

Zwicke. — Bericht uber die chirurgische clinik der Professeur Bardeleben, 1882, Charité Annalenh Jahrg. IX, p. 366. Centralblatt fur chirurgie, 1884. Juli.

Paris. — A. Parent, imp. de la Fac. de médec., A. Davy, successeur,
52, rue Madame et rue M.-le-Prince, 14.

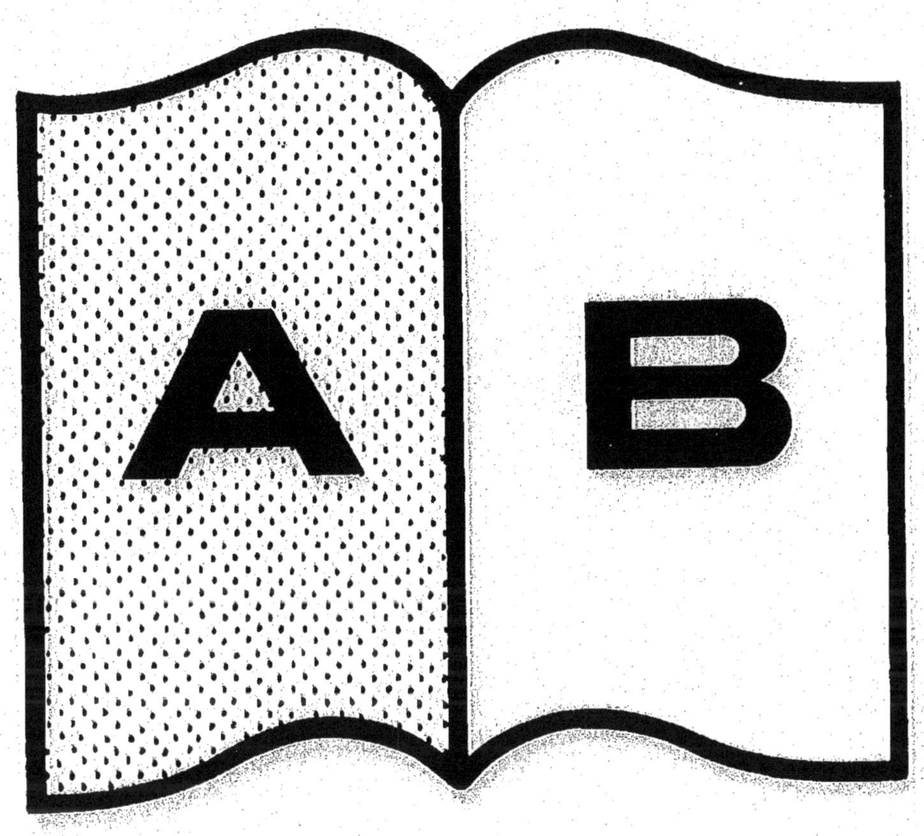

Contraste insuffisant

NF Z 43-120-14